きれいな肌をつくるなら「赤いお肉」を食べなさい

皮膚科医が教える最新栄養療法

あいこ皮フ科クリニック院長
柴 亜伊子
Aiko Shiba

青春出版社

はじめに

「最強の美肌術」をお教えします

本書を手に取ってくださった方は、今まさに、お肌のことで悩んでいらっしゃる方なのではないでしょうか。

「大人なのにニキビができて、ちっとも治らない」
「ガサガサしているし、かゆいし、どんどん赤くなってきた」
「化粧がのらない」
「まだ、そんなに歳《とし》でもないのにシミ・シワ・たるみが気になってきた」
「全体的にくすんでいて、クマも目立つ」
「ツヤもないし、なんか疲れた印象」……

それ、ぜんぶ肌からの、いえ体からのSOSです！

はじめまして。私は京都の四条で1日10人限定の皮膚科専門、人呼んで「日本一診療時間の長いクリニック」を開業している柴亜伊子《しばあいこ》と申します。

なぜって？

初診の肌関係の患者さんでは最低1時間、処置を含めて4時間以上かけることもあります。処置の間、患者さんとずっとスキンケアについての問診、指導、治療法の説明などをしていることもあるので、1日に大勢の方を診るということができません。

ただ、それだけ長く話を聴いたり、肌を診たりしているので、スキンケアだけではなくライフスタイルも見えてきます。ふだん、どんな環境にお肌がさらされているのか、どのくらい紫外線にあたるのか、どういうものをよく召し上がるのか、お酒は飲まれるのか……どんな生活習慣がこの方の肌に影響をあたえているのかが、わかってくるのです。


さて、いまのあなたの体調はどうですか？

月経不順だったり、まだ閉経する年齢でもないのに、生理が止まってしまい、若年性更年期障害と診断されている女性も多いです。

疲れが全然取れなくて、ちょっとした無理もきかなくなる。イライラしていることも多く、情緒不安定。毎日なんとか頑張っているけれど、一人になると、電池が切れたみたいに動けなくなる。やらなきゃいけないことは山ほどあるのに、やる気も起こらず、なんかうつっぽい。休み明けは、仕事に行きたくない。

おなかは張りやすいし、お通じもよくない。お肉や脂ものを少し食べただけで、胃がむかむかする。……

先ほどの肌の悩み《トラブル》と同様、これらもすべて体からのSOSでもあるのです。

美肌のために、高いレーザーや高い化粧品などにお金を使うことも、場合によってはいいでしょう。話題のサプリやオーガニック（有機栽培）の野菜も体にいいものだとは思います。

それでも、お肌に自信がある人は少ないですよね？　やっている努力が、きれいな肌づくりにつながっているでしょうか？

世の中には、美肌をつくるためのさまざまな情報が出回っていますが、**美しい肌を手に入れるためにもっとも大切なことは、「栄養」**です。

お肌に何かトラブルがあるということは、栄養が足りていなかったり、スキンケアが間違っている証拠です。体が一生懸命、「栄養足りてませーんっ!!」「ちょっと、待った〜っ!」と叫んで、知らせようとしてくれているのです。

肌にいい栄養素というと何をイメージしますか？　お肌プルプルになりそうなコラーゲン？　原料のタンパク質？　肌荒れに効くビタミンB群？　美肌にはやっぱりビタミンC？

さまざまなものがありますが、もっとも効率よく栄養を摂るには、**「赤いお肉を食べること」**がとても大切なポイントなんです。

美肌になる栄養素というと、ちょっと面倒くさい、難しそうと思われるかもしれませんが心配はいりません。ただ赤いお肉をもっとたくさん食べることで、美しい肌を手に入れることができるのです！

この方法で手に入れた美肌を、私は**「肉食美肌」**と呼んでいます。

赤いお肉を食べるのと同時にやって欲しいのは正しいスキンケア。スキンケアの三本柱である「こすらない！　保湿する！　日焼け止めを塗る！」を徹底することです。これはとてもシンプルなスキンケアなので、高い化粧品も、時間をかけたお手入れも、高級エステも必要ありません。

赤いお肉を食べて、正しいスキンケアをするだけで、どんな肌質であっても何歳からでもツヤツヤで美しい肌を手に入れることができるのです。

今で充分綺麗だし、と満足している方！　今までが綺麗なのは、たまたまかもしれません。運が良かっただけかもしれません。まだ若い場合は、なんとか乗り切れることもあります。栄養が足りていないと、崩れるときは、雪崩のように一気に来ますよ。

今綺麗な方には、それを維持すること、さらに次のステージがあることをお伝えしたいと思います。

日本の女性というのは、もともと、とても肌が綺麗で美しいのです。

さあ、体の声に耳を傾けて、今日から、「肉食美肌」を始めましょう！

ネット、雑誌、テレビなど多くの情報が氾濫する世の中ですが、たくさんの情報の中で、広告宣伝に騙されることなく、あなたが最強の美肌をつくり守りぬくために、本書が少しでもお役に立てば……と思います。

柴　亜伊子

『きれいな肌をつくるなら、「赤いお肉」を食べなさい』もくじ

序章　間違いだらけの「美肌常識」　19

第1章

美肌をよみがえらせる「赤いお肉」のパワー
――スキンケア以前に知っておきたいこと

第2章

「肉食美肌」になれる食事法

――細胞を目覚めさせる食べ物・食べ方

第3章

さらに健康で美しくなれる食べ方
――栄養のムダ遣いをしないための「摂らない」ヒント

第4章

皮膚科医から見たやってはいけないスキンケア
――これが正しい化粧品の使い方とお手入れの仕方です

part 1

やってはいけないスキンケア
——肌にストレスを与えない

part 2 皮膚科医が教える 正しいスキンケア ――乾燥させない！ 170

part 3 必須！　紫外線対策――日焼けしない！　198

本文デザイン　岡崎理恵
本文イラスト　富永三紗子
出版プロデュース　株式会社天才工場　吉田浩
編集協力　早川　愛

序章

間違いだらけの「美肌常識」

スキンケアが美肌の基本。それは本当です。本当ですが…

私は医者になって、最初の3年は形成外科、そして皮膚科を約5年、その後はずっと美容皮膚科中心で肌を診てきました。

美容皮膚科で一番の難題は、肝斑《かんぱん》という厄介なシミです。従来のシミ用の強いレーザーをあてると、逆に濃くなってしまい、落ち着かせるのが大変で、ひどい場合には、顔の目立つところにドス黒く広がって老けて見えるし、化粧でも隠し切れないくらい、濃いものもあります。「くすみがひどい」と思っていたら、それが「肝斑だった」ということも。

患者さんを診ていて気付いたのは、肝斑のひどい方は全員、マッサージや美顔器でこすりまくっていたり、良かれと思って、刺激のある化粧品を塗りまくったり、そのくせ日焼け止めは全然塗っていなかったり……と、間違ったスキンケアをしている方がと〜っても多かったのです。

その方たち全員に、スキンケアを中心に肝斑の治療をしていくと、おもしろいほど短期間で良くなっていきました。

肝斑には、まず徹底したスキンケアだ！　と気付いた私は、限られた診療時間で大勢の診察処置をせざるを得ない雇われの身では限界がある！　と、２０１０年にクリニックを開業したのです。

保険診療の皮膚科も通常の美容皮膚科もそうですが、患者さんとゆっくり話す時間はありません。待っている方がまだ大勢いらっしゃるので、時間をかけられないのです。開業して、お一人に時間をかけて診察や説明、処置をするようにすると、さらにもっと早く改善する方も出てきて、レーザーなども強くしなくてもよく効くし、結構いけると思っていました、最初の頃は……。

スキンケア、レーザー治療の限界!?

ここ10年くらいで、ネット利用者の拡大に伴い、あやしげな化粧品や美容方法に手を出す方が増え、さらに誇大広告そのままの、企業側にとって都合のいい情報を信じ切っている方が年々増えてきました。

そんな女性の多くは肌がボロボロで、全体に肌がとても弱く、負けやすくなっています。しかも、それがどんどん低年齢化してきているのです。

10年くらい前までは、20代前半で老けて見える方はめったにいませんでした。そういうケースがあったとしても、いわゆる夜のお仕事で生活が不規則だったり、タバコや食事もちゃんとしていなかったり、というのが原因でした。

それが今では、普通に昼間の仕事をしていて、普通の生活を送って、ご本人なりに食事に気を付けているようなのに肌も体もボロボロなのです。


さて、そんな中、開業して5年も過ぎた頃、正しいスキンケアを何年もされている患者さんに治療効果の頭打ちを経験するようになりました。初診時よりはもちろん良くなっているのですが……。漢方などを積極的に取り入れ、次の段階にいけることもありましたが、それもしばらくするとまた頭打ち。まだ何かを足さなければいけないのか、美容医療の限界なのか、悩む日々が続きました。

栄養療法で肌は根本から良くなる

そんな時に出会ったのが、栄養療法（オーソモレキュラー療法、分子整合栄養医学療法）です。この治療法は、まさに衝撃でした。今まで勉強してきた医学とは、いったい何だったんだろうと頭を殴られたようでした。

普段毎日口から摂っている食べ物で、私たちの体はできています。体に必要なものを食べていればうまくいくし、足りなければ、どこかにしわ寄せが来て、支障が出ます。実際は、そんな単純なものではありませんが、簡単に言うと、そういうことです。皮膚も体の一部なので、体の栄養が足りないのに、命にすぐには関わらない皮膚に、栄養を回す余裕は体にはありません。

私も含め、全員の患者さんが、皮膚をもっと強く、もっと綺麗にするだけの栄養が足りなかったのです。

治療が頭打ちになっていた患者さんに、栄養療法を始めたところ、頭打ちが突破でき、次の段階に進むことができました。

シミには、強い治療が副作用をあまり心配しなくてもできるようになり、自然に薄くなる方も出てきました。シワ・たるみは、レーザーをしなくても気にならない期間が増えました。効果が長持ちするというか、老化が遅くなったというか。ニキビは、薬はあまり使わず、ほぼスキンケアと栄養で治していきます。赤ら顔の治療には、とても助かりました。美容だけではなく、アトピーやアレルギー、湿疹皮膚炎、肌荒れ、乾燥肌など皮膚トラブル全てに、今では逆に栄養療法がないと困ってしまいます。

つまり、若くても肌がボロボロ……になってしまう大きな原因は、**「間違ったスキンケア」、そして「間違った食」による栄養不足**なのです！

では、早速、ご自分に心当たりがないかチェックしてみましょう！

1 洗顔は、しっかりとW洗顔。汚れはしっかり落とさないと！

2 お肌のお手入れは念入りに時間をかけて、たくさんの種類の化粧品を重ねている。

3 雑誌の化粧品特集やネットの化粧品の口コミサイトは必ずチェックして、シーズン毎《ごと》に化粧品は買い換えたり、買い足したりすることが多い。

4 今まで、化粧品やエステ、美容法などには結構時間とお金をかけてきたが、思うような結果になっていない。もっとお金と時間をかけないといけないと思っている。

5 オーガニックや自然派化粧品、ドクターズコスメ、敏感肌用は安心だと思っている。

6 昔から乾燥肌で、高いクリームや美容液が手放せない。

7 ニキビがでやすい。毛穴が詰まりやすい。

8 食事は、和食中心、もしくは野菜多めである。

9 ご飯やパン、麺など単品で食事を済ませてしまう。

10 肉や卵などはあまり食べない。だって、体に悪いから。

11 ドレッシングや料理は、なるべくノンオイルやカロリーの少ないものを選ぶ。カロリーの摂りすぎは、体にも良くないし、太りやすいもの！

12 便秘、もしくは軟便・下痢気味である。

13 冷え症や肩こりがひどい。

14 生理前にイライラする、不調になる。

15 サプリや薬など、大きいものはのどにひっかかって、飲むのが苦手。

16 お肌が敏感。すぐに負けたり、赤くなったり痒くなったりする。キズ跡も残りやすい。

まだまだチェックしていただきたいことは山ほどありますが、この項目のうち、ひとつでも当てはまれば、スキンケアと食事を今すぐ見直す必要があります！

今すぐです！

1〜5にひとつでもチェックのついた場合→ビタミンB不足
6〜12にひとつでもチェックのついた場合→タンパク質不足・亜鉛不足
13〜15にひとつでもチェックのついた場合→鉄不足
16にチェックのついた場合→亜鉛不足

いかがですか？　もしかしたら、全部チェックがついてしまいましたか？
チェックのついた数が多いほど、重症の栄養不足かも!?

シンプルケアと過保護ケア、どっちが正解？

「肌に使用するのは純石けんとワセリンのみ」という、究極のシンプルスキンケアがあります。いわゆる「肌断食」と呼ばれているもので、これを実行している方、あるいは試してみた方はいらっしゃるでしょう。

私も、この方法に基本的に賛成です。肌のバリア機能を壊すようなことは全部やめて、肌にとって本当に必要最低限なものだけ与えるという考え方だからです。

ただ問題は、誰でも今すぐはじめてＯＫというものではないということ。

たとえば、今まで質の悪い化粧品で過保護にダメにしてしまったり、いじめ倒した肌は、私に言わせれば肌のバリアを爆撃し、破壊されつくしたも同然です。

今まで「間違ったスキンケア」でお肌に、しかも自分自身で、総攻撃をしかけて、破壊の限りを尽くしてきたわけです。こんな肌の人が、いきなり「肌断食」をしたら!?

想像できますよね。

本来であれば、たとえ間違ったスキンケアだったとしても、肌の再生をする「栄養」

が行き届いていれば、すぐにお肌は再生修復されるはずですが、「間違った食事」で栄養不足だったら、肌を再生するための材料となる「栄養」がどこからも供給されません。爆撃で焼け野原になったというのに、復興がいつまでも進まないのです。

それが、今の多くの女性の肌と体の状態です。

保湿の工場も爆撃してしまって、皮膚の材料も入ってこない、工場の再建もできない、屋根を直す接着剤も届かない、流通ルートも遮断されている……そんな状態で、いきなりスパルタで鍛え直そうとしても、まずお肌はついていけません。サバイバルできる方とできない方がいます。

それでもすぐに復興再建を始められる肌、つまりある程度、栄養が足りている肌であれば、自力で立ち直るスパルタのようなスキンケアにもついていけるでしょうが、栄養不足の場合は、何か月たっても復興が進まず、相変わらず肌は荒れたまま、ということになってしまいがちです。「それで肌断食に挫折した」という失敗をした方が、実は当院にも多く受診されています。

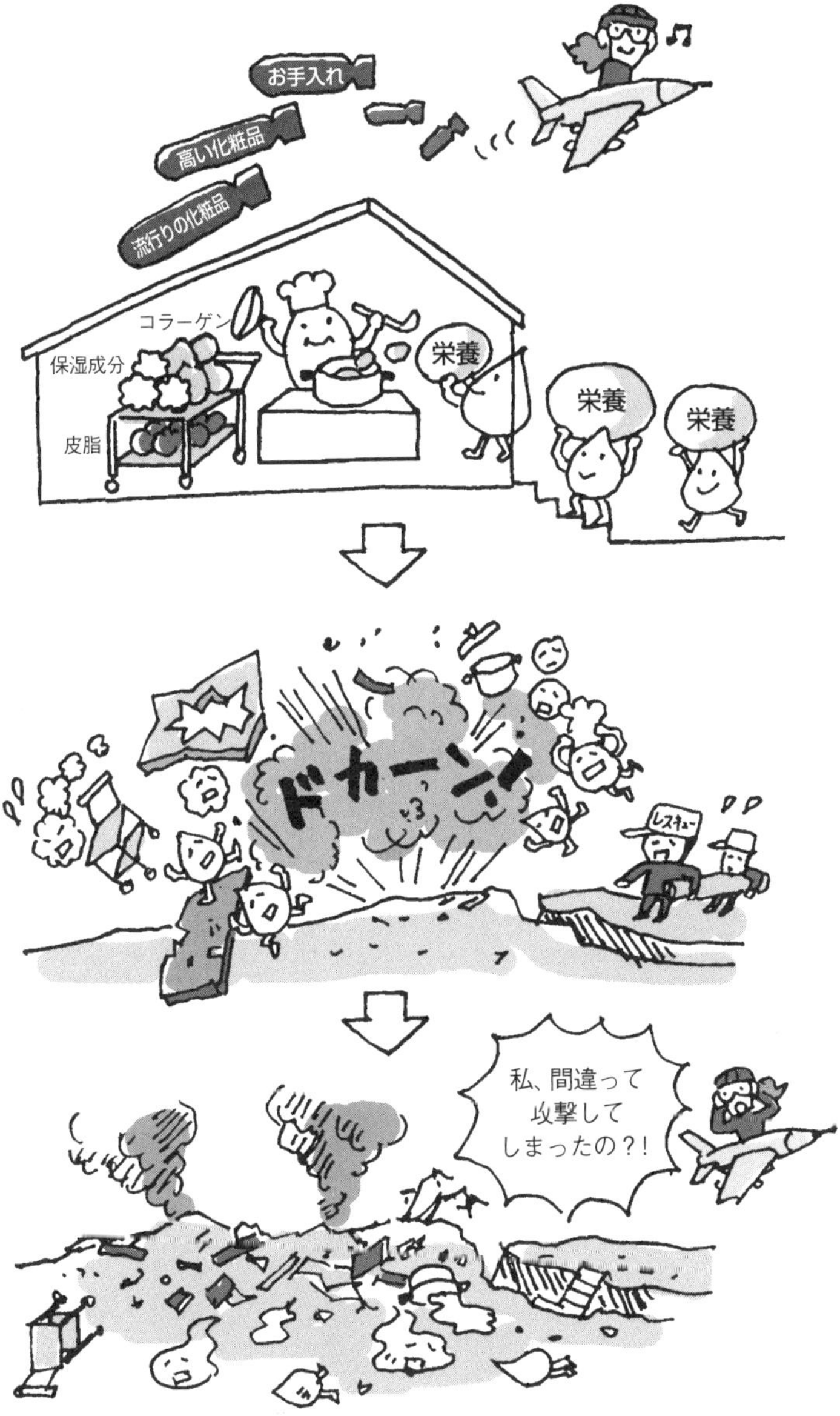
お手入れ
高い化粧品
流行りの化粧品
コラーゲン
保湿成分
皮脂
栄養
栄養
栄養
ドカーン!
レスキュー
私、間違って攻撃してしまったの？！

それでも辛抱強く何年も「肌断食」を続けていけば、いつかは肌も復興するかもしれません。なにしろ、間違ったスキンケアによる爆撃がやんだわけですから、さすがにそれ以上はひどくならないでしょう。

ただ、日本には四季というものがありますから、外からの刺激（空気中の花粉やホコリなどのあらゆる異物、気温や湿度の変化、紫外線など）は、止まりません。

乗り越えるだけの力が肌にないため、そうした刺激に肌がさらに負けてしまうことも多いのです。

また、ワセリンは肌を保護することはできても、それ自体に保湿作用はないため、乾燥している肌を改善できないことがあります。

「じゃ、やっぱり化粧水や乳液や美容クリーム!?」と飛びつかないでくださいね。外からのケアはもちろん、内側から肌自体をつくり出すケアによって、再生できる状態にしてあげなければ、いつまでたっても、そのお肌は、焼け野原ということです。

あなたの肌には栄養が足りません！　特に、タンパク質！

さて、その焼け野原にまず、何をしてあげたらいいのか？　ですが、肌にいい栄養というと、ビタミンCを思い浮かべる方も多いかもしれません。

ところが私が聞きたいのは、こちら。

「あなたは、お肉をいっぱい食べられますか？」

お肉が食べられない。たま～に食べてるけれど、せいぜい50グラムくらい。揚げ物は無理と言っている段階で、実はあなたの体は、もう「おばあさん」です。

オシャレなお店でパンケーキを食べようが、流行《はや》りのお店でオシャレスイーツを食べようが、オーガニックカフェでサラダを山盛り食べようが、おいしいパンを毎日食べていようが、どんなに若い子に人気のお店で飲み食いして、流行りの恰好をしていても、お肉や油ものが食べられなくなった時点で、もう、「おばあさん」なのです。

お肉を食べるお年寄りは元気と言われますが、その理由を知っていますか？

お肉を食べられる、ということは、お肉を食べても、ちゃんと消化吸収ができている、ということです。お肉（と油）を分解する消化液がちゃんとつくれているということです。

内臓はおばあさんなのに、肌だけ綺麗にして！　若くして！　って、そりゃ、無理っ!!　そう思いませんか？

皮膚を強くするには？

さて、ではどうすれば、強い皮膚がつくれて、しかも維持できるのでしょうか？

外から攻撃しない・させないということも大事ですが、完全に防ぎきれるものではありませんから、内側からつくる時に、しっかりした強い皮膚＝表皮・真皮をまずつくる、ということが一番手っ取り早いし、合理的です。

つくるには、**材料が必要**です。それが肉をはじめとする**動物性タンパク質**なのです。

理由を説明しましょう。

お肌のキメをつくる表皮の大部分のケラチンは、「硫黄」を含んだタンパク質からできています。

ハリを出す真皮のコラーゲンやエラスチンも、タンパク質が材料です。

しっかりしたコラーゲンをつくるには、タンパク質だけではなく、鉄とビタミンCが必要です。

表皮の保湿を担う天然保湿因子（NMF）は、タンパク質の原料であるアミノ酸でできていますし、お肌も守ってくれて保湿に重要なセラミドをたくさんつくるには、コレステロールもたっぷり必要です。

真皮の保湿を担ってくれるコンドロイチン硫酸には、硫黄とタンパク質とビタミンBが必要です。この「硫黄」は、肉・魚・卵などの動物性タンパク質でないと、全然摂れません。大豆ではダメなのです。

亜鉛は、皮膚の細胞を増やしていくのに必要です。亜鉛欠乏になると、古く傷んだ皮膚を新しく変えていくことができません。古い皮膚でやっていくしかないため、お肌の調子が悪くなります。皮膚がただれたり、乾燥したり、かぶれやすかったり、キズがなかなか治らなかったりします。コラーゲン合成にも実は必要です。

古くなった「垢《あか》」を無理なくはがしていくためには、皮膚の生まれ変わる代謝「ターンオーバー」が正常に働いていないとダメですが、この時スイッチを入れてくれるのが、**ビタミンDとビタミンA**です。

皮膚の細胞が生まれてから成長してはがれていくまで、順調に人生を終えられるための栄養素です。これが足りないと、角質がいつまでもはがれずに、どんどん溜まっていってしまいます。皮がガサガサゴワゴワして、ずっとくっついている状態です。

また、毛穴も塞《ふさ》がってしまって、ニキビもできやすくなります。

玄米菜食、野菜中心ではコラーゲンが作れません！

皆さん大好きな「コラーゲン」。残念ながら、どんなに外から塗っても吸収しません。自分の体の中からつくり出さないと、ハリとツヤのある肌にできません。

コラーゲンの材料のタンパク質ですが、動物性のものでないと全然摂れない栄養素があって、それがないとまずタンパク合成のスイッチが入りません。大豆ではダメなのです。

植物性のものだけでは、非常に効率が悪く、しかも限界があります。栄養素の種類や量も少なく、なにより吸収率は栄養素にもよりますが2～10倍違って、1日にいったい何キロの野菜を食べるつもり？　っていうくらい、非常に吸収率が悪いのです。

玄米菜食など野菜中心では、体を健康に保ったり、きれいな肌にするための栄養素がぜ～んぜん、足りませんっ!!　タンパク質だけではなく、鉄もビタミンBも亜鉛などのビタミン・ミネラルも、皆さんが野菜から摂れていると思って食べている量では、ケタ違いに少なすぎるのです！

ほうれん草、ひじき…それでも鉄が足りません

実は、鉄には2種類あって、ひじきやほうれん草に入っているのが、「非ヘム鉄」といって、これがまた吸収率が悪いのです。

「ヘム鉄」というのは、レバーや赤いお肉に含まれていて、動物性タンパク質にしかありません。「非ヘム鉄」と比べて、3～10倍も吸収してくれます。

1日で食べられる量には限界があるわけですから、効率よく鉄を摂るには、お肉や魚の「ヘム鉄」がいいと思いませんか？

鉄がないと一番困るのが、「赤血球」という細胞がきちんとつくれないことです。この「赤血球」は全身に酸素を運んでくれます。酸素がないと死んでしまいますよね。ちゃんとした赤血球が足りないと、「酸欠」になります。

女性の生理というのは大量に血を流すので、「貧血」になるわけですが、これは鉄が大量に出ていっているからです。

「生理」＝「貧血」＝「鉄欠乏」＝「酸欠」です。

酸欠で窒息しかかっている細胞に、「ちょっとあそこの調子が悪いから、治してきて」と体が命令を出したところで、傷んだ肌を治している余裕などないのです。

また、紫外線を浴びると、老化が進むし、シミも増えます。実は、このシミを消してくれる「カタラーゼ」という酵素があるのですが、「カタラーゼ」は鉄がないとつくれません。なので、鉄不足の場合、お肌の老化は進み、シミが増えるのです。

鉄を摂るなら、赤いお肉やレバーが一番です！

ビタミンBが足りないと、騙《だま》されやすくなる!?

ビタミンBは、皮膚だけではなく、根本的に、全身の細胞の1個1個のエネルギー源をつくり出すのに、必要な栄養素です。

ビタミンBがないと、細胞はまともに働くことすらできません。また、一番大事なタンパク質を吸収するのにも必要です。

皮膚だけではなく、体中で起こっているたくさんの大事な反応には、「酵素」というものが関わっていますが、ビタミンB群がないと、この「酵素」が全くうまく働きません。タンパク質と鉄を摂っても、ビタミンBがないと、何もかもがうまくいかないのです。

また、脳や神経というのは、ビタミンBをムチャクチャ使います。

ビタミンBが足りないと、集中力の低下、本が読めなくなる、思考がまとまらない、覚えられなくなる、など脳の働きが悪くなります。考えたりするのもメンドくさくなってくるので、広告や宣伝、企業にとって都合のいい情報をそのまんま信じてどんどん買っちゃって、なのに全然良くならないし、何がいいのかわからなくなってきた……となるわけです。多くの情報から自分に大事な情報だけを選ぶためにもビタミンBが大切です。

ビタミンBをたくさん摂るには、豚肉が一番です。赤いお肉を食べてください！

単品の食事はビタミンBと亜鉛の無駄遣いです

患者さんの中には、1日の食事がパン（しかも菓子パン）3個だけ、という方がいて、ビックリすることがあります。若いのに、肌にはツヤがなく、肌も体調もトラブルがとても多いです。全然若く見えないのです。

パンやおにぎり、麺類などの糖質の単品の食事では、大事なタンパク質・ビタミン・

ミネラルが全然摂れないだけではなく、その糖質を処理するのにビタミンBを使いますから、大事なビタミンBまで減ってしまいます。

また、糖質中心の生活を送っていると、だんだん急激に血糖値が上がるようになり、血糖値を下げるインスリンというホルモンが大量に必要になってきます。インスリンをつくるのに亜鉛が必ず必要ですから、糖質単品の食事は、大事な栄養素の亜鉛も大量に消費します。

ビタミンBや亜鉛が足りなくなると、皮脂のバランスが崩れ、皮脂トラブルで赤く炎症を引き起こしたり、代謝自体が悪くなるので、あらゆる皮膚トラブルを招きます。新しい丈夫な皮膚をつくることができないのです。

デトックスのつもりが、ミネラルまで排出してしまう玄米

「体に良さそうだから」「便秘が良くなるから」と、玄米が流行っています。

玄米や全粒粉などのもみ殻《がら》に含まれているフィチン酸という成分は、せっかく皆さんが摂った亜鉛や鉄分などのミネラルを体外に排出してしまいます。

玄米には解毒作用があると言われていますが、玄米からしたら、何が毒なのか大事な栄養素なのかなんてわかりませんから、何でも全部出しちゃうんです。玄米のせいで、もっと栄養を摂る必要が出てきます。

玄米は白米よりも栄養が多い、というだけで、栄養たっぷりというイメージがありますが、玄米に入っているビタミン・ミネラルであれば、お肉を食べればもっと格段にたくさん摂れてしまいます。

また、玄米の食物繊維は硬すぎて、腸の悪い方には逆に負担になることも……。食物繊維が摂りたいのであれば、キノコや海藻がオススメです。

玄米菜食をしていると、植物性のものは栄養素の吸収がとても悪いため、栄養不足が進むだけではなく、さらに大事なミネラルを排出しているので、ますます体調もお肌も悪くなっていきます。

もっと、赤いお肉を食べましょう

さて、おわかりになったでしょうか。

肌に必要な栄養というのは、体にも絶対必要ですから、肌が綺麗＝体も元気！　ということです。体の調子が良くないのに、肌だけ綺麗なんて、あり得ない！

体が本当に元気な方は、肌もとても綺麗なはずですが、間違ったお肌のお手入れは止めてあげないといけません。

正しい栄養と正しいスキンケア両方で、本物の美肌を手に入れましょう！

「美肌」になるポイントは、肌に必要な「栄養」を摂ることと、「1こすらない！　一切の刺激と摩擦をやめる！　2保湿する！　乾燥させない！　3日焼け止めを塗る！」のスキンケア3本柱でOK。

栄養不足の現代女性たちに必要な、「タンパク質」「鉄」「ビタミンB」を全部含ん

でいて、いちばん効率よく摂れるのは、赤いお肉しかありません。
その上、赤いお肉だと、「亜鉛」「ビタミンA」「ビタミンD」などの他の重要な栄養素も含んでいて、さらに効率がいいのです。

お肌の美容だけではなく、健康とアンチエイジングにもとても重要な働きを、赤いお肉が担《にな》っているのです！

さあ、もっと赤いお肉を食べましょう!!

第1章

美肌をよみがえらせる「赤いお肉」のパワー

――スキンケア以前に知っておきたいこと

体の中で起きている「栄養の奪い合い」

私たちの体は、日々食べているものの栄養素によってつくられています。えっ、そんなのわかってるって!?　でも、お肌にも栄養が必要だってことがイマイチ伝わってないなぁと思うことがしばしばあります。

栄養が必要なのは当然、皮膚も、です。ですから、体に必要な栄養が十分に行き渡っていれば、お肌のコンディションは良くなりますし、栄養が足りなければ、肌トラブルが生じます。

実際はそれほど単純なものではありませんが、簡単に言うと、そういうことです。もう少し詳しく説明してみますね。

私たちの体の中では毎日、体内に蓄えているタンパク質の約3%がいったん壊され、新たにつくり直されています。「分解（異化）と合成（同化）を繰り返す」ことで、メンテナンスをはかっているのです。

ところが、口から入るタンパク質が足りなかったら、どうでしょう？　ただ壊すばかりで、新しくつくり直せません。材料が届くまで壊すのを待つ……なんてことにはならないのです。

だからせっせとお肉を食べてタンパク質を補給しましょう、ということなのですが、タンパク質を必要としているのは皮膚だけではありません。血管をはじめとしたあらゆる臓器・細胞がタンパク質でできていますから、日々メンテナンスをするための材料として、タンパク質が必要です。みーんな、タンパク質を待っているわけです。


タンパク質が足りないということは、他の栄養素もまず足りてないわけで、そんな時には、肌どころではありません。何よりも生命を維持するのに大事な臓器、つまり脳・心臓・腎臓・肝臓などから先に栄養を補充しようとします。

そうなると、真っ先に切られるのが、皮膚・髪の毛・口から肛門までの消化管の粘膜。どれも大事ではありますが、即座に命に直結するものではないため、後回しにされてしまうのです。

そのため、皮膚が荒れる、かゆい、ひりひりする、赤い、くすんでいる、シミが多い、シワ・たるみがひどい、髪の毛が減った・細くなった・よく抜ける、口内炎ができる、胃もたれする、たくさん食べられない、便秘、軟便・下痢、おならやウンチが臭い、おならが多い、おなかが張る、などなど、日常よく見かけるトラブルが発生します。

これは「栄養が足りてませんよー!!」と体がSOSを出しているのです。せっかく助けを求めているのに、無視していると、被害は拡大していくばかり。教えてくれているうちが花で、教えてもくれなくなったら、気付くことすらできません。

話を戻すと、体がどういう順でタンパク質をはじめとした栄養を送り出すかは、その時々の状況に応じて決められていきます。「一番に皮膚に栄養をください」とお願いしても聞いてはもらえません。体にしてみれば「今、皮膚にまで届けている余裕なんかないよっ！　後でね!!」ということなのでしょう。

後から栄養が入ってくればいいのですが、その後も入ってこなければ、いつまでたっても皮膚にまで栄養が回っていきません。皮膚を構成しているタンパク質はどんどん

体の中は栄養の奪い合い

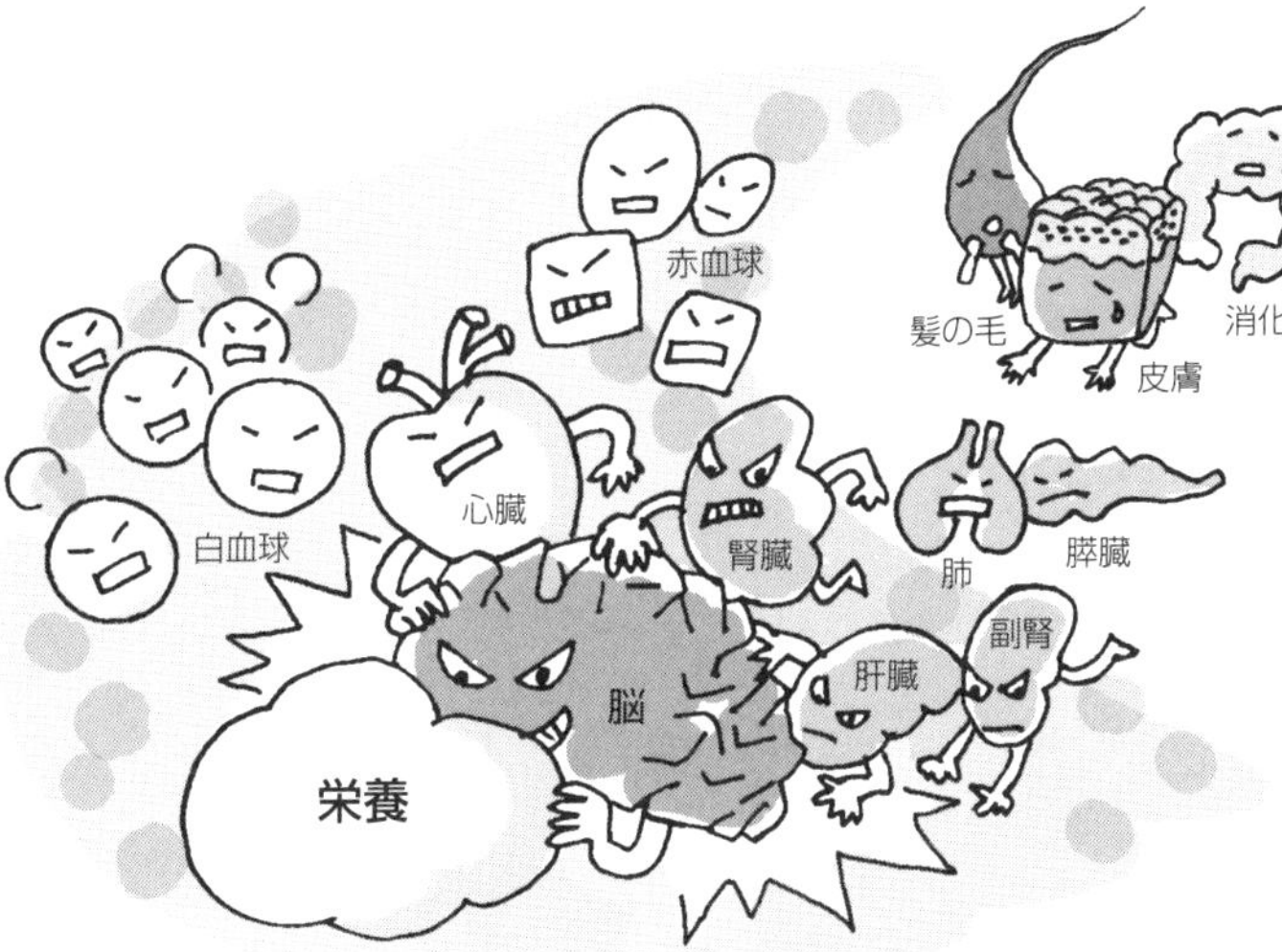

※イメージです

減ってしまい、補充してくれる材料もありません。その結果、スカスカのふにゃんふにゃんになります。そうなると、たるんだり、シワが目立ちます。皮膚はぺらんぺらんですから、紫外線の害にも負けやすくなるので、くすみやシミが増えます。

こういう悪循環にはまると、皮膚の見た目の老化はどんどんひどくなります。

老化を早めているのは、実は自分自身の食事の摂り方にも責任があったのです。

あなたの体は、そして肌は、十分に栄養が足りているでしょうか。

私は「栄養療法」に本格的に取り組むにあたり、血液検査をして自分の栄養状態を調べました。

毎年必ず人間ドックで検診を受け、「問題なし」だったので、「自分は健康」と安心していました。が、詳細な血液検査の結果、実は栄養状態が悪く、特に鉄とビタミンBとタンパク質が大幅に不足しているとわかって、かなりショックでした。女性にしては、かなり肉やレバーを食べていたほうだったからです。

通常の検診で「問題なし」でも、それは「学会が設けた診断基準に照らし合わせて、明らかに病気であると断言できる状態ではない」というだけのことなのです。

もっと詳しく血液検査をし、裏に隠されている情報を読み取っていくと、日本人のほぼ全員が栄養不良、もしくは深刻な栄養失調の状態にあることが判明するでしょう。

私の場合がそうだったように、特に女性はひどいものだと思われます。

あなたはお肉をどれだけ食べていますか？

「毎日ちゃんと食事をしているのに、どうして栄養不足になっちゃうの？」と不思議がる人がほとんどでしょう。

では、この1週間にあなたが食べたものを、ぜ〜んぶ、書き出してみてください。

お米、パン、パスタなどの麺類をどれくらい食べていますか？

野菜、豆類、肉、魚、卵の摂取量の比率は？

患者さんたちに聞いてみたところ、ほぼ全員が、お米・パン・パスタ・お菓子などの糖質が7割以上、ひどい方で8〜9割を占めていました。私の患者さんたちの多くは30〜40代の女性で、仕事や家事が忙しいためなのか、お米よりもパン、パスタなどを食べることのほうが多いようです。

中には、「1日の食事は菓子パン3個だけ」という方もいました。それが1人や2人ではなく、結構いたのです。

そこまでひどくはない場合でも、明らかに栄養バランスがくずれています。特に、お肉をはじめとした動物性タンパク質を全くといっていいほど摂っていません。

「魚は食べてますよ」という人も、「1日で、鮭1切れ」。「卵は毎日食べています」という人も、「1日1個」と、ごく少量なのです。

「でもそのぶん、オーガニックの野菜や玄米食を積極的に取り入れているんです。お豆腐も食べてるし、不健康だとか栄養不足だとか言われるなんて、信じられない」というのです。

でも、残念ながら……体を健康に保ち、きれいな肌にするためには、ぜ〜んぜん足りませんっ!! 肝心な「タンパク質」「鉄分」「ビタミンB」が不足しすぎです！

「どうして、お肉を食べないんですか？」と聞くと、

「お肉って動物性タンパク質でしょ。体に悪いらしいから、代わりに豆腐や納豆、そのほか豆類も食べて、植物性タンパク質を摂っているんです。野菜もたくさん食べているから、ヘルシーそのもの」という人がこれまた多いのです。

何度も書きますが、植物性のものは、動物性のものと比べてとても吸収率が悪く、栄養素の種類に偏りがあったりもします。

序章でも触れましたが、**肉食は美と元気と長生きのもと。**

お肉をよく食べる、食べられるお年寄りは元気で長生きなのです。

タンパク質を食べると、細かく分解して吸収されて初めて栄養となるわけですが、この分解のときに使うハサミのようなものが消化酵素。このハサミである消化酵素は、タンパク質が材料になっています。

今まであまりお肉を食べてこなかった方は、タンパク質が全然足りませんから、この「消化酵素」がつくれていません。お肉をちゃんと消化できるだけの消化酵素がつくれていれば、それだけお肉が元気に食べられるわけです。

消化酵素をはじめ、体中の酵素はすべてタンパク質を材料として、体が自分でつくり出したものです。流行りの「酵素ジュース」や「酵素サプリ」をいくら摂っても、体が自分のためにつくってくれたものとは、雲泥の差があります。

消化酵素がつくれているということは、他の酵素もいろんなホルモンもつくれているということ。だから、元気なのです。

人間は、ウサギやヤギのような草食動物とは異なる体の構造になっていて、もともと肉食動物なのです。ですから、お肉や脂をたくさん食べられなくなると、栄養が入ってこないため、細胞の働きは悪くなり、新しくつくることもできなくなりますから、次第に体の機能が衰え、生命維持がうまくいかないようになります。

植物性のものは、栄養素の構成も悪く、吸収がとても悪いので、野菜や大豆中心の食生活だと、1日でとうてい食べきれるわけがないほどの量が必要となります。

年齢のわりに老け込んでいる人というのは、本来摂るべきお肉を食べてこなかったための栄養失調の可能性もあるのです。

美肌をつくる3大栄養素「タンパク質」「鉄」「ビタミンB」

「美肌づくり」と聞いて、真っ先に思い浮かべるのは「ビタミンC」という方は多いようです。

私たち人間の体は、他の動物と違って、ビタミンCを自力でつくり出すことができないため、ビタミンCの摂取が不可欠です。ですから、肉食動物とは言え、確かに野菜は必要です。しっかりしたコラーゲンをつくる上でも、タンパク質だけではなく、鉄とビタミンCが必要です。

ビタミンCが足りないと、コラーゲンがつくれなくなって、コラーゲンでできている血管のメンテナンスができないために「壊血病」という病気になって、死に至ることもあります。

でも健康と美肌づくりという点では、ビタミンCよりももっと大事な栄養素があるんです！

美肌をつくる3大栄養素はズバリ、「タンパク質」「鉄」「ビタミンB」です。

シミやシワやたるみがなく、毛穴やニキビ跡が目立つこともなく、赤ら顔でもない――それはもちろん大事なことですが、忘れてならないのは、まずは「お肌が健康でないとキレイに見えない」ということ。

私が考える「美肌」とは、ちょっとくらいの刺激には負けない強い肌、「バリア機能のしっかりした肌」をつくり、それを維持できていることです。

バリア機能さえちゃんとしていれば、放っておいても、お肌はキレイになります。そうなるために、ぜひとも摂っていただきたいのが「タンパク質」「鉄」「ビタミンB」なのです。では、この3大栄養素について、順をおって解説してみましょう。

タンパク質

タンパク質は「アミノ酸」というものでできています。アミノ酸は1粒のパールのようなもの、そのパールをつなげたロングネックレスがタンパク質、とイメージしていただくとわかりやすいでしょう。

タンパク質は、このアミノ酸が1粒、もしくはいくつかくっついている状態まで切り離してあげないと、栄養として吸収できません（切り離してくれるのが、さきほどの消化酵素です）。

人間の体は、主に20種類のアミノ酸でできています。その20種類は、「必須アミノ酸」と「非必須アミノ酸」のグループに二分することができます。

「必須アミノ酸」は、体内でつくれないので、口から摂取する必要があります。

「非必須アミノ酸」は、体内でつくれますが、このアミノ酸はいろいろな面で役立つので、体に任せっぱなしにするのではなく、口からも補充したいものです。

必須アミノ酸は9種類。その9種類のバランスによって、タンパク質の「質」が決まります。

食品に含まれるタンパク質の「質」を示す指標があり、これを「プロテインスコア」といいます。プロテインスコアの高い食品を食べることが効率よくアミノ酸を摂れることになります。同じ量を食べても、プロテインスコアが低いと、摂れているアミノ酸が少ないということです。

食品名	プロテインスコア
鶏卵	100
イワシ	91
豚肉	90
鶏肉	87
牛肉	80
牛乳	74
大豆	56
豆腐	51

これを見ると、卵・魚・肉・牛乳の動物性タンパク質がいかに効率が良いか、大豆が効率が悪いのかがわかりますね。

牛肉が前ふりで期待させたわりに低かった？　でもガッカリしないでくださいね。後で、牛肉などの赤いお肉が優れていることを説明します。ここでは、タンパク質を摂るのに効率の良い食べ物は、動物性だということを頭に叩き込んでおいてください。

さて、私たちの体を構成する主成分がタンパク質だと、お話ししましたよね。

体内のタンパク質が足りなくなると、生命活動を維持できませんから、「非常時用」としてタンパク質の貯蔵庫となっているのが筋肉。ちなみに骨はカルシウムの貯蔵庫です。

ストックがあるから安心していいというものではなく、毎日しっかりと口からタンパク質を摂取しないと、非常事態用タンパク質を使わざるを得ないはめになり、筋肉はどんどん減って細くなってしまいます。筋肉が減ると、筋力が落ち、体の基礎代謝も下がってきて、しかも非常用タンパク質が使われるくらいですから、体調不良や肌荒れも起こっています。ひどくなると、本当におばあさんみたいに体を支えることができなくなってしまいます。

タンパク質は、いろいろなものを全身に運ぶためのトラックのようなものもつくっています。そして、血液中の「アルブミン」というタンパク質が、水や栄養や薬などを実際に運ぶ役割を担っています。

タンパク質が足りないと、必然的にアルブミンも不足します。「アルブミン値が低い」＝「低タンパク質の食事＝低栄養状態」で、水分も全身に運ぶことができないため、運べない水は血管の外に出してしまいますから、むくみやすくなります。むくみの原因は、実はタンパク質不足だったのです。いくらマッサージをしても、水を飲むとすぐに元に戻るのは、栄養状態が悪いことも原因です。

薬やサプリメントを飲んだときも、その成分がうまく運ばれず、「効きにくい」ということになっていきます。「効かないから」と増量すると、薬や添加物が増えることになり、解毒をしている肝臓が余計に働かされ、疲れてしまいます。薬だと増量した分、副作用も増えてしまいます。

いくらサプリで栄養素を摂っても、有効に役立てることができないようでは、もったいないですよね。

ですから、タンパク質が十分にある体をつくるために、プロテインスコアの高い食品をたくさん食べることが大切です。

鉄

美肌の元であるコラーゲンは鉄がないとつくることができないと序章でも述べましたね。皮膚以外にも、体の中で毎日起こるたくさんの化学反応に使われたり、細胞が生きていく上で、鉄は不可欠です。

そして、美肌と言えば、シミのない肌。

シミと鉄の関係をもう少し詳しく説明しましょう。

皮膚は体の一番外側にあるため、紫外線に当たります。特に、顔は、服で隠れませんから、年中紫外線にさらされていますよね。

紫外線を浴びると、「活性酸素」が増えてしまいます。この活性酸素が皮膚を攻撃して老化が進み、シミも増えます。本来は、この活性酸素を消してくれる「カタラーゼ」が働きますが、鉄不足の場合、「カタラーゼ」が足りないため、シミが増えてしまうのです。

紫外線をずっと浴びているとシミが年々増えてきますが、シミが増える原因は、紫外線の直接の影響だけではなく、実は鉄不足もシミが増えるシステムのひとつになっているのです。

鉄分は、体の中でつくることができませんから、口から必ず摂る必要があります。摂る摂らないにかかわらず、尿や便、汗からも毎日少しずつ出ていってしまっています。1日1ミリグラム、1か月で30ミリグラム出ていってしまっています。

女性の場合は、1回の月経で30ミリグラムが失われますので、1か月の消失量と同じだけの鉄が毎月さらに出血するたびに失われています。女性は、生理のない男性の倍、鉄分が必要な計算になります。

20歳と40歳の女性では、人生、倍生きていますから、紫外線を浴びている量も、単純に倍として、40歳のほうがシミが多いのは当たり前と言えば当たり前です。

それだけではなく、40歳のほうが、20歳よりも20年分、毎月生理があって、毎月大量に血と一緒に鉄分を失っているわけですから、「カタラーゼ」が年々つくれなくなって、お肌の老化が進み、シミが多いのも当たり前なのです。

その20年の間に、日焼け止めなどのスキンケアを頑張るだけではなく、鉄の補充が十分にされていれば、体の中からも対策ができますが、今の女性は、鉄分を全然摂っていないので、補充どころか減る一方。鉄の倉庫は空っぽ！　になっています。紫外線を浴びて、シミになるのが嫌だったら、鉄分をちゃんと日ごろからたくさん摂っておく、ということもとても大切です。

鉄が不足していると、お肌にも体にも実にさまざまな弊害が生じるのです。

フェイスラインにボコボコと出てくる、ひどい「大人ニキビ」も、鉄不足を真っ先に疑います。薬で一時的に治まることもありますが、鉄不足が解消されない限り、すぐに再発することが多いようです。

そして、体にとっても皮膚にとってもいちばん問題なのが、鉄がないと、まともな赤血球が作れないということ。なんと、赤血球がとても小さくなってしまうのです。

「鉄が足りない」＝「赤血球が小さい」＝「酸素をたくさん運べない」→「全身が酸

欠になる」というわけです。大問題ですね。じゃあ、数をたくさん増やして、もっと運べるようにしようと体も思うわけですが、鉄がないと、新しく血をつくることもできません。無理矢理つくったとしても、ちっちゃい不良品の赤血球ばかりとなることも……。女性に貧血はつきものですが、文字通り、「貧血」＝血が足りないのです。

「月経前症候群」は、生理前になると頭痛や吐き気がしたり、イライラしたり、猛烈な食欲がわいたり、と症状は人それぞれで、症状が出る時期にも個人差はあります。実は、これも鉄不足が原因です。

鉄には、「非ヘム鉄」と「ヘム鉄」という2種類があるとすでにお話ししました。「非ヘム鉄」の市販のサプリメントを飲んでいたり、病院から鉄剤を処方されている方もすでにいらっしゃるかもしれません。

「非ヘム鉄」は、吸収率が悪い上に、胃酸があまり出ていない人がこれを服用すると、胃がムカムカするなどの不快感が出ることがあります。最初は問題がなかった方も、長期で服用を続けていると、そのうち胃の不快感などが出てくることがあります。

そのくせ、長く飲んでいるわりに貧血の数値が全然良くならないとか、数値が上がっているわりに、貧血症状が全然良くならないとかいうこともあったり、副作用の問題もありますから、あまり処方したがらない医師もいます。とは言っても、他に処方できる薬が保険診療ではないので、仕方なく処方している医師もいます。

吸収しなかった鉄は、腸の中で悪玉菌のエサにもなるので、腸内環境は悪くなり、便は鉄の色で黒くなります。鉄剤を飲んで黒くなったら、吸収していない証拠です。

もういっぽうの「ヘム鉄」。こちらは、胃酸とは関係しません。

そして、この**「ヘム鉄」という成分は、「非ヘム鉄」の3～10倍吸収がいい**のです！レバーや赤いお肉など動物性タンパク質にのみ含まれていますから、効率よく鉄を摂るには、肉食をすることが最適の方法というわけです。

「非ヘム鉄」でも「ヘム鉄」でも、吸収されてしまえば同じ鉄ですが、その後、鉄を利用するのにタンパク質が必ず必要ですから、お肉などの動物性のものは、鉄もタンパク質も一緒に摂れるので、一石二鳥でさらに非常に効率がいいのです。

コラム

もっと鉄分を摂って、目指せ「スーパー女子」!!

「女性だから、貧血になるのは仕方ない」と軽く考えて済ませてしまうのは大間違い!!

女性も男性と同じ人間なのですから、女性だから貧血は仕方ない、なんて考えるのは絶対にダメなんです!「貧血」=「酸欠」ですから、「女性は酸欠で当たり前」なんて、ひどい話ですよね。

毎月の月経で失われる鉄分を計算すると、女性は男性の2倍の鉄を摂らないといけないことになります。生理が始まったら、いえ、始まる前から、女性は男性の倍、レバーや赤いお肉を食べないといけないと私は思っています。

でも実際は、男性以上にモリモリと肉やレバーを食べる女性はほとんどいないでしょう。

「お肉=太る」というイメージが強いため、特に思春期以降は、体形のことを気にして、敬遠しがちです。しかし、それではダメなんです。

生理が始まる思春期から(それ以前からでも)鉄をガンガン摂っていると、

全身に酸素と栄養が十分に行き渡りますから、体力的にも学力的にも男性にひけをとらない「スーパー女子」になれる可能性が高いのです。

いまは女性でも、男性と肩を並べてバリバリ活動する人が増えました。並みの男性など比べものにならないほど優秀な女性も数多く見かけますよね。

そういう優秀な女性も、鉄は絶対的に不足していて、その点を解消すれば、さらに、どんなエリート男性も顔負けの、スーパーウーマンになれるはず、と私は期待しています。

仕事はしていないという女性も、鉄不足を解消して貧血＝酸欠から解放されれば、もっと活動的になれます。体力的にも精神的にも余裕がうまれ、また、疲れにくくなるので、自分の好きなことを自由に、思う存分に、精力的にこなしていけるのです。

家事をさっさと終わらせて、自分の時間をつくることができるかも？　育児や家事のストレスも大幅になくなってしまうかもしれませんよ。

ビタミンB

体に必要な「ビタミンB」は「B群」と言われるように、さまざまな種類がありますが、メインのものは8種類。「B_1・B_2・B_6・ナイアシン・パントテン酸・B_{12}・葉酸・ビオチン」で、個々のメンバーが協力しあってはじめて、その効果を発揮します。

ですから、たとえばビタミンB_1を摂取しても、単体では働きが悪いため、あまり効果を期待できないのです。


皮膚をはじめ、全身の各細胞はそれぞれ、「細胞膜」によって囲まれた内部に、「ミトコンドリア」というエネルギーを生み出す小さい工場のようなものを持っています。

このミトコンドリアの中に、「TCA回路」という、エネルギーをつくるシステムがあるのですが、8種類のビタミンBがすべて揃っていないと、この回路が回せません。

しかもそれぞれの量のバランスも大切です。

また、回路の燃料となる「核酸」という栄養素も必要です（ちなみに、核酸は、サケの白子などに豊富に含まれています）。

ビタミンBは、こうやって全身の細胞1個1個のエネルギーを毎日せっせとつくり出しているのです。特に、体の中でも特に大事なホルモンをつくり出している副腎《ふくじん》は、大量にビタミンBを使うので、うまく働いてもらうには、たくさん必要となります。

ビタミンBがないと、タンパク質の吸収にも影響が出るだけでなく、体の中で起こっているいろいろな化学反応を起こすうえで欠かせない「酵素」の働きもうまくいかなくなります。大事なホルモンをつくるのにもビタミンBが必要です。

全身に酸素を送り届ける赤血球をつくるのに、鉄が必要と先ほど述べましたが、ビタミンB_{12}・葉酸も必要です。

これらがないと、赤血球は膨らんで、とても大きくなってしまいます。大きいと酸素がたくさん運べていいように思えますが、体の一番末端の毛細血管は狭すぎて、大きい赤血球では通ることができないのです。言ってみれば、路地裏にダンプが突っ込むようなもの！　下手をしたら、毛細血管を塞いで、血行不良を引き起こします。

ビタミンB_2・B_6は皮脂の酸化を防ぎ、過酸化脂質を分解します。

ナイアシン（ビタミンB_3）は、皮膚の炎症を防いでくれます。これが足りないと、ペラグラという病気になり、赤くなったり、ただれたり、日光アレルギーが出ることもあります。

皮膚にも体にもなくてはならないビタミンB。生きていく上での基本のビタミンです。

ビタミンBは野菜からも摂取できますが、たいして量は摂れません。お肉などの動物性タンパク質から摂取すれば、大量に摂れるうえ、吸収もとてもよいので、非常に効率的です。

「ビタミンBのサプリ、飲んでいます」という人は多いのですが、そのサプリが本当に意味があるのかどうか、今一度見直してみるといいと思います。

「赤いお肉」にまさる美容食はありません

「タンパク質」「鉄」「ビタミンB」という大事な栄養をもれなく、しかも大量に効率よく摂るには、赤いお肉を食べることが一番です。

赤いお肉は「亜鉛」「ビタミンA」「ビタミンD」などの栄養素も含んでいるので、効率はさらに高まります。

体にも皮膚にも大事な栄養素というのはたくさんありますが、優先順位から考えると、赤いお肉で摂れない栄養素は、ビタミンCと食物繊維くらいで、とりあえず赤いお肉を食べていれば、しばらくはなんとかなる、というくらい栄養価が高いのです。

「赤いお肉」というのは、「赤い」色をしたタンパク質なら、基本なんでもいいわけです。でも、ダントツに牛肉！　霜降りでもバラやカルビでもなく、ヒレやモモがオススメです。そして豚肉。こちらもバラよりもヒレやモモ。

鶏肉は、タンパク質は豊富ですが白っぽいので他の栄養素が他の肉よりも少なめです。

なるべく、赤い色の濃いものを選んでください。鶏でもモモ肉は他の部位よりも栄養価が高いです。

鴨肉、ラム肉、馬肉などの赤いものもオススメですし、鹿や猪などのジビエもとてもいいですね。「赤い」色が栄養が多い目安です。「赤い」といえば、レバー・ハツ、砂肝の内臓系も超オススメです。お肉ではないですが、マグロやカツオの赤身肉もいいですよ。

美容といえば、脂肪の燃焼を促進する「カルニチン」という成分は、ダイエットをしたい女性の注目の的となっていますが、これも赤いお肉にしかありません。カルニチンを特に多く含むのは、ラム肉と牛肉です。豚肉にも少し含まれています。鶏肉は白く、カルニチンはほとんどありません。

牛肉は「ロイシン」という必須アミノ酸も多量に含有し、これは筋肉を大きくしてくれるので、脂肪が燃焼しやすく太りにくい体になっていきます。

他にも、牛のモモ肉は、鶏肉や豚肉に比べて、「共役リノール酸」というものをたくさん含んでいるので、抗ガン作用・体脂肪減少に効果があるとされています。

牛の赤いお肉は、カリウム・マグネシウム・リンなどのミネラル類も豊富に含んでいます。

赤いお肉って、どんな肉？

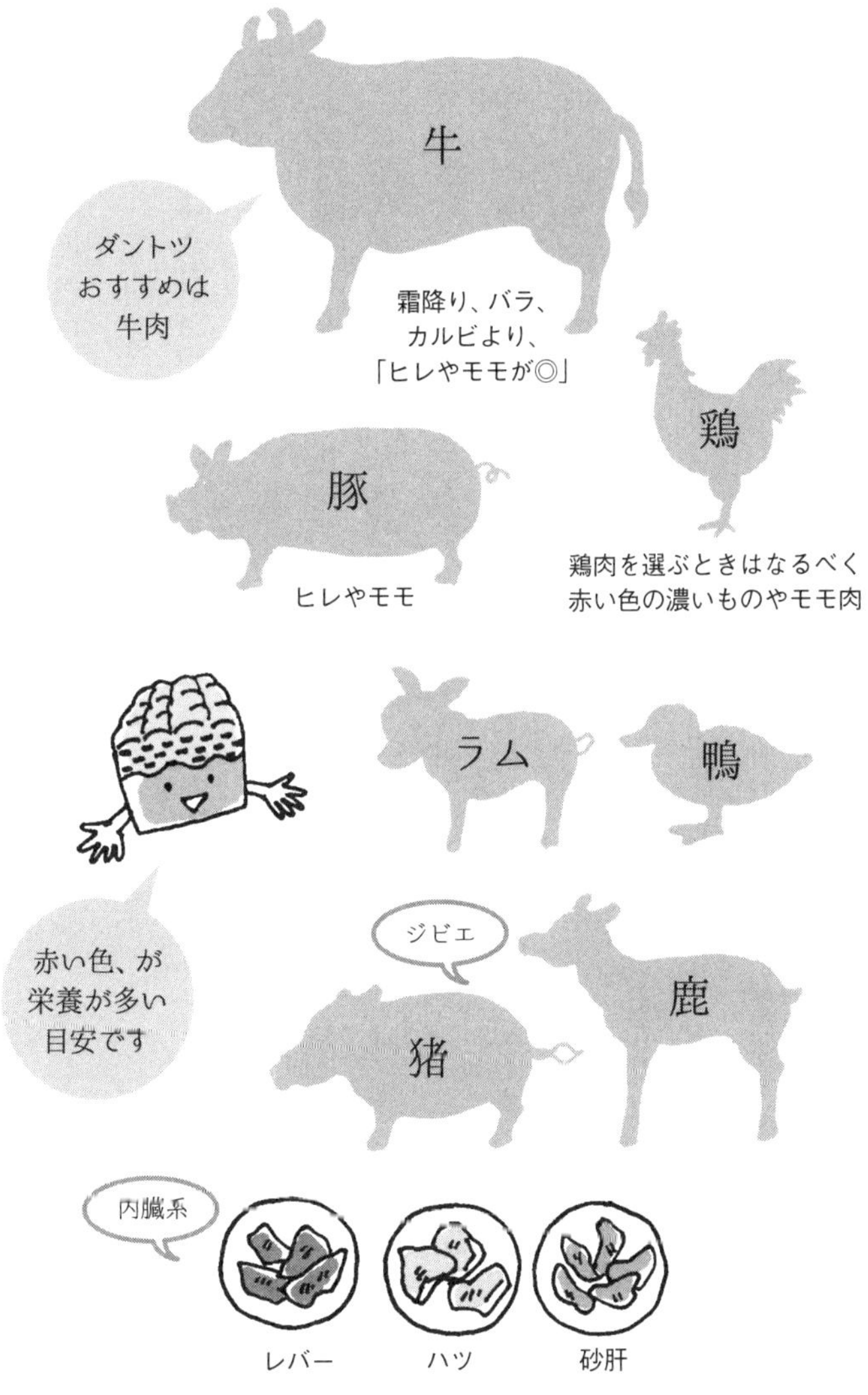
牛
ダントツ
おすすめは
牛肉
霜降り、バラ、
カルビより、
「ヒレやモモが◎」
鶏
豚
ヒレやモモ
鶏肉を選ぶときはなるべく
赤い色の濃いものやモモ肉
ラム
鴨
赤い色、が
栄養が多い
目安です
ジビエ
鹿
猪
内臓系
レバー
ハツ
砂肝

必須アミノ酸9種類もバランスよく入っています。そのうちのひとつ、「トリプトファン」という必須アミノ酸は「セロトニン」というホルモン物質をつくって脳を活性化させます。これに伴い、うつを防ぐ働きも期待できます。

さらには、脳の中で「アナンダマイド」という神経伝達物質がつくられ、幸福感を感じさせてくれます。

牛肉に多く含まれるアミノ酸の「タウリン」は、血圧を下げる働きがあります。

ビタミンの含有量自体は、動物性タンパク質の中では実はそれほど高くはないのですが、ビタミンB_6、B_{12}、ナイアシンはたくさん入っています。

レバーはお肉の部分よりビタミン含有量が多く、特にビタミンB_{12}や葉酸が豊富です。

牛肉の脂肪にもっとも多く含まれているのは「一価不飽和脂肪酸のオレイン酸」で、これがコレステロールを減少させ、血圧を降下させる働きをします。

飽和脂肪酸の「パルミチン酸」や「ステアリン酸」も、善玉と言われているＨＤＬコレステロールを増やし、悪玉と言われているＬＤＬコレステロールを減らすことがわかっています。

牛肉に限らず、お肉に含まれる成分（主にアミノ酸）は血管を軟らかくし、血圧を下げることに役立ちます。

また、絶えずストレスにさらされていることの多い「腸管」の炎症を抑えてくれる成分「カルノシン」「アンセリン」も含まれていて、炎症を抑える作用があるのみならず、抗酸化作用もあるので、免疫系にとても有効に働くとされています。

「お肉は腸に悪い」というイメージがあるかもしれませんが、実は、「腸内フローラ」（腸内細菌叢《さいきんそう》）の働きを改善する作用のある「ペプチド」（アミノ酸がいくつかつながったもの）が、お肉の中にあることが発見されています。

また、ビフィズス菌の増殖作用もあるとして、特許が取得されています。

「お肉を食べると、おならが臭くなる」というのは、実はまったくの誤解なのです。ちゃんと消化ができていれば、むしろ、お肉を食べることによって腸内環境がよくなり、便秘を解消しやすく、おならも臭いものではなくなります。

お肉を食べて、胃腸の調子が悪くなった、おなかが張った、おならや便が臭くなった等の症状は、消化吸収がうまくいっていない証拠であって、お肉のせいではないのです。

お肉を食べるときの注意点ですが、**お肉の赤いところに栄養がギュッと詰まっているので、霜降りではなく必ず赤身を食べてください**。

わざわざ栄養価の低い、しかも値段の張るものを食べる必要はないのです。お肉の脂は天然のものですから食べても害はありませんが、脂の消化吸収に、皆さんの希少な消化液を使っている場合ではありません。高栄養で、値段もお手頃な赤いお肉をどんどん食べていただきたいです。

ちなみに、コラーゲンたっぷりの料理を食べても、皮膚のコラーゲンに直接なるわけでもなく、「タンパク質」として体に使われるだけです。全然タンパク質を摂っていない方は、翌朝肌に何か違いを感じるかもしれませんが、すぐに消費されてしまいます。

毎日続けてしっかり摂ることが大切です。他の栄養素もすべて必要ですから、コラーゲンたっぷり料理だけ食べてもダメなのです。

美肌の条件

さて、「美肌の条件」ってなんだと思いますか？

シミやシワがないこと？　毛穴やニキビ跡がないこと？　でも、シミやシワがなくたって、お肌が健康でなければ、決して綺麗には見えません。


何より大事なのは「健康な肌」にすること。そして、いま健康な肌をお持ちの方なら、それを維持すること。これを忘れないでくださいね。

私の考える美肌は、ちょっとくらいの刺激には負けないような強い肌、バリア機能のしっかりした肌、少々傷むことがあっても、すぐに自力で治すことのできる肌です。肌のバリアさえちゃんとしていれば、放っておいても綺麗な肌になりますよ。

さあそこで、この章の締めくくりとして、皮膚の構造とその仕組みについて、少し詳しくお話ししておきたいと思います。

皮膚は体の防衛最前線

皮膚は、その人の体重の約6分の1を占め、全身の皮膚を広げると、畳1畳分もの面積になります。体の中で一番大きい臓器、それが皮膚です。

皮膚は、大きく分けて3層構造になっています。一番外側にある「表皮」と、その下にある「真皮」、さらにその下にある「脂肪」です。

皮膚は、体の一番外側にあって、防衛の最前線にいて、体を守ってくれています。外からの異物などの侵入を防ぎ、自分の水分や栄養分が漏れていかないようにしてくれている、体にとってとても大切なものなのです。

まずは、表皮から見ていきましょう。

表皮

「表皮」はごく薄いものですが、その役割はとても重要で、バイ菌などの異物が侵入するのを防ぐ防衛の最前線です。免疫担当の細胞もいて、防御のための見張り役をしています。ちなみに、表皮の95％の細胞のほとんどは、「ケラチン」と呼ばれる硫黄を含んだタンパク質でできています。

表皮の最も外側に「皮脂膜」と呼ばれる脂の膜があり、これが異物の侵入を防ぐ一番最初のバリアで、皮膚を保護しています。これは皮脂と汗の成分が混じりあってつくられているため、天然のクリームとも言われています。皮脂膜は自分の体がつくり出したものですから、純度100％の天然で、添加物などはもちろん入っていません。気温などによって変化するオーダーメイドの極上美容液といったところです。

皮脂を分解してグリセリンという保水成分をつくるため、皮脂にも保湿効果があり、皮脂膜は水分の蒸発を防ぐため、保湿効果を上げてくれます。

また、皮脂膜があるおかげで皮膚の表面が弱酸性に保たれ、バイ菌をよせつけず、さらには、皮膚の表面に棲んでいるいろいろな種類の「菌」（悪玉もいれば善玉もいます）の勢力争いを調整してバランスをとっています。これらのもともと棲《す》んでいる「菌」は皮膚にも体にも必要な菌なので、殺すようなことをしてはいけません。皮脂膜はこれらの大事な役割を果たしていますから、必要以上に皮脂膜を取ってはいけません。

皮脂膜の下にある層を「角層」（＝角質層）といい、表皮の一番外側にある層です。「角層って、垢《あか》みたいなものでしょう。どんどんはがして落としたほうがいいよね」と思っている人は多いのですが、それは大間違い！　はがれてしまえば「垢」ですが、まだくっついているうちは、体が必要としているということです。角層がなくなると、肌だけでなく、体の水分も蒸発してなくなってしまいます。

そして、皮膚のバリア機能の9割以上を担当していますから、むやみにはがしたらいけません。

「角層」を無理やりはがすのではなく、表皮が生まれ変わる代謝の仕組み、つまり「ターンオーバー」のサイクルに任せておくのが一番です。

表皮のはたらき

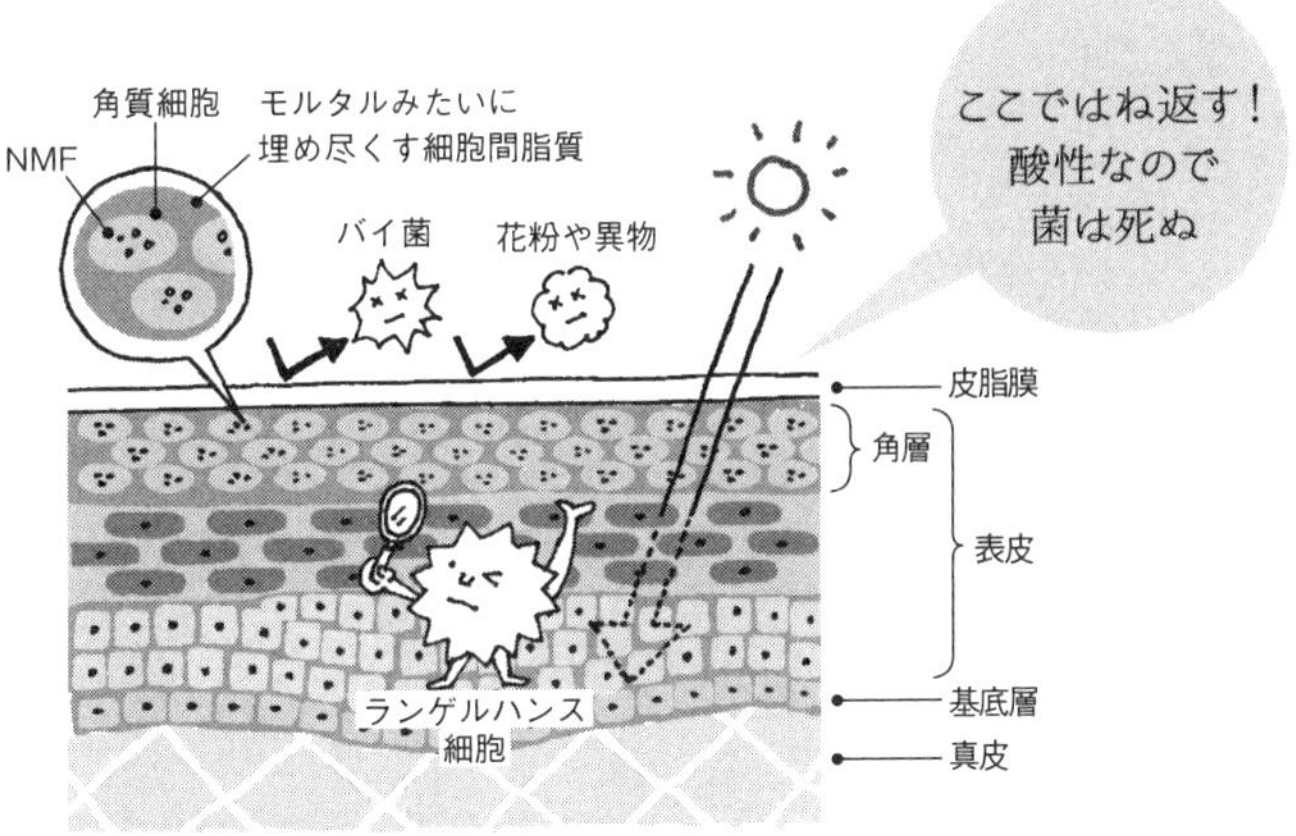

角質細胞
モルタルみたいに
埋め尽くす細胞間脂質
NMF
バイ菌
花粉や異物
ここではね返す！
酸性なので
菌は死ぬ
皮脂膜
角層
表皮
基底層
真皮
ランゲルハンス
細胞

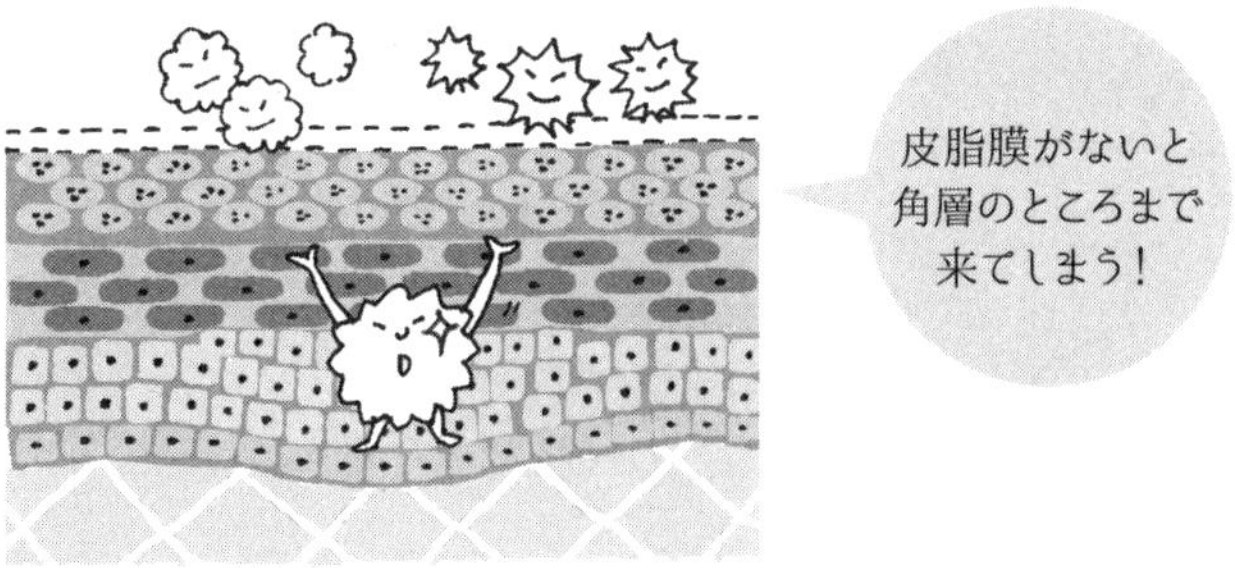

皮脂膜がないと
角層のところまで
来てしまう！

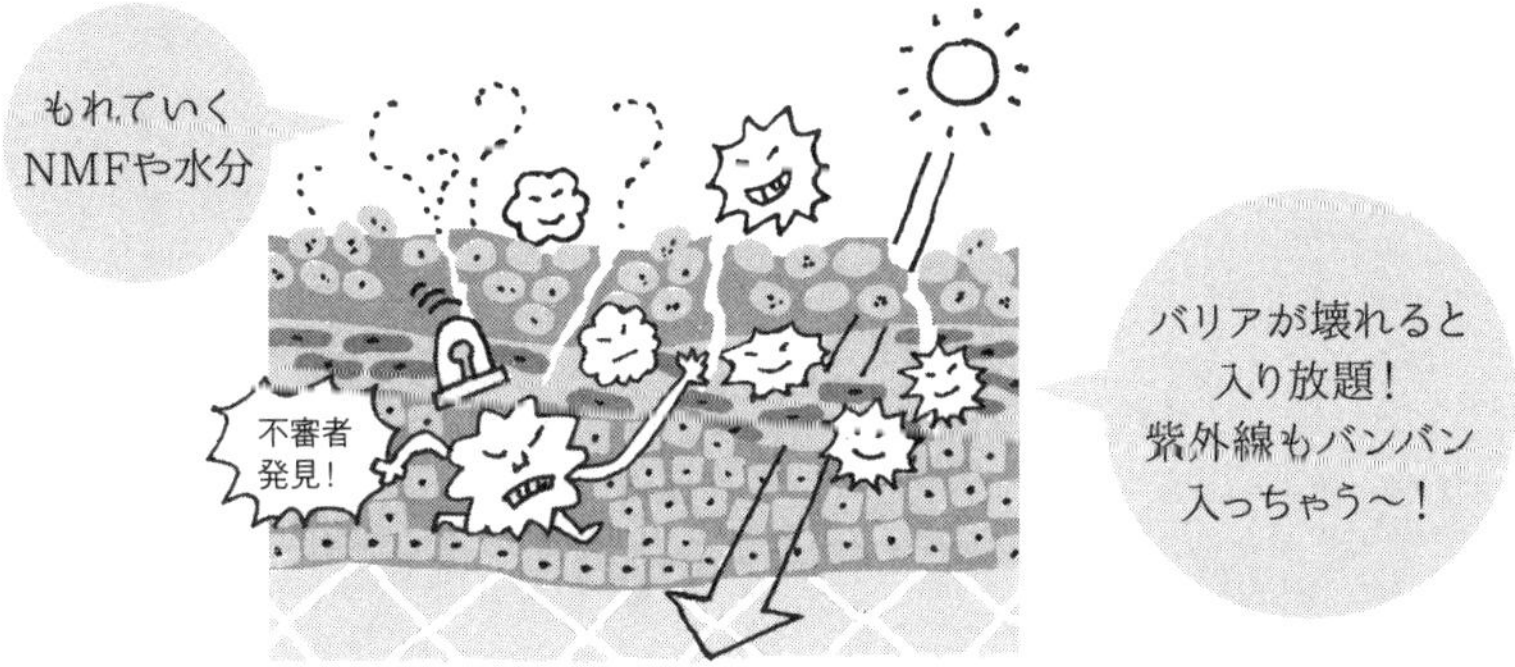

もれていく
NMFや水分
不審者
発見！
バリアが壊れると
入り放題！
紫外線もバンバン
入っちゃう〜！

「垢」は、本来の自然な「ターンオーバー」で、順番にはがれていきます。それを待たずに、角層の一部でもはがされたり、壊されてしまうと、体は大慌てで新しい細胞をつくろうとしますが、亜鉛がないと細胞を増やせません。つくれたとしても、ビタミンAとビタミンDが不足していると、そこから先がうまくいきません。また、そういった栄養素が足りないと、不良品をつくってしまう場合も！　どうにかこしらえた「へなちょこ細胞」では、強固な「バリア」になりようもなく、外から攻撃されればひとたまりもありません。

また、もうはがれなきゃいけないのに、はがれていってくれない場合もあり、どんどん溜まっていきます。そうなると、皮膚がガサガサ・ゴワゴワになったり、毛穴も塞がってしまうため、ニキビができやすくなります。

新しい細胞がつくれないと、古い傷んだ細胞のままでやっていくしかありません。新しいのができていないのに捨てるわけにはいかないのです。そんな過酷な環境の中、古いまま一生懸命頑張ってくれているので、赤くなったり、ただれたり、傷がなかなか治らない、跡が全然消えないといった問題が生じるようになります。

本来は、健康で美しい状態にあるときの角層は、水分が保持され、キメが整っています。

角層は、モルタルで固めたレンガ造りの壁のように、かなり強固です。このレンガにあたるのが角層の細胞で、モルタルにあたるのが「細胞間脂質」です。肌のキメを内側から整えています。これは、まさに保水力とバリア機能の要となる重要な成分です。この細胞間脂質というのは、セラミド・コレステロール・脂肪酸でできています。このセラミドが、水分を保持してくれるので、角層の保水作用に重要です。

このセラミドをつくるには、コレステロールが必要です。

角層の細胞の中には、保湿機能を担っている「天然保湿因子（NMF）」があります。角質細胞の水分を保ちます。これはアミノ酸でできていて、タンパク質が必ず必要です。

また、適度な量の汗は、角質の水分量も増やしてくれます。角層の保水力は「皮脂膜」「細胞間脂質」「NMF」で決まります。特に、セラミドとNMFにどれだけ水分をしっかりと貯めておけるか、が大切です。化粧品はあくまでも、これらの代用品です。体が自分のためにつくったものにはかないません。

真皮

表皮の下に、真皮があります。
真皮は、その下にある皮下脂肪の層がずり落ちないように支えるネットのようなもの。また、何かがぶつかった際の衝撃をやわらげるクッションの役割もしています。ですから、しなやかで柔軟性があると同時に、ハリもあって、とても強いのです。この真皮がしっかりしてくれているからこそ、上にある表皮を支え、表皮がちゃんと働けるように、そのための環境を整えられるのです。

真皮もまた表皮と同様に体を守っています。表皮が攻撃を食い止めきれず突破されてしまった場合は、何が何でも真皮で食い止めなければなりませんから、コラーゲンだけではなく、皮脂腺・汗腺、血管や神経などの大事なものがいろいろと詰まっています。

そうした意味で真皮はとても大切な存在なのですが、年とともにコラーゲンが減っていき、紫外線などの影響で弾力性はなくなり、しなやかさもなくなり、硬くなって、薄くペラペラな「へなちょこ真皮」になってしまった場合、そこに強い衝撃が加えられたとしたら、どうなるでしょう。

引っ張ったりすると、ぶちっ！　と切れてスカスカになってしまうかもしれません。

いわゆる「ハリ」がなくなって、シワやたるみが目立ってしまいます。

真皮が薄い方は、下の脂肪層も薄いことが多く、筋肉や骨の形が丸見えに近い状態になることもあります。特に顔では、凹凸が強調されてしまいますから、老けて見えがちになります。


さて、真皮ですが、網目状のネットが張りめぐらされたスポンジにゼリーを流し込んで固めたようなもの、とイメージしてください。

真皮の約7割を占める「コラーゲン」のネットの隙間には、ゴムひものように働く「エラスチン（弾性線維《だんせいせんい》）」という線維が入りこんでいて、皮膚の弾力性・伸縮性を担っています。そのさらにわずかな隙間を「ムコ多糖類」と呼ばれるゼリー状のものがきっちりと埋めています。

しっかりした真皮というのは、コラーゲン、エラスチンとともに豊富で、みっちりと詰まっていて、そのわずかな隙間にぷるんぷるんの「ムコ多糖類」がぎっしり入っている、というのが理想的です。

「ムコ多糖類」は、タンパク質をベースに、コンドロイチン硫酸・ヒアルロン酸などに水分がくっついたもので、真皮の保水性を保つことで、クッション性の役割や「ハリ」を強化しています。化粧品は、ここまで届きませんから、化粧品でこの「ハリ」はつくれません。

美肌をつくるには、皮膚を「外から攻撃しない・させない」ということも大事ですが、完全に防ぎきれるものではないので、**内側から、「保水力のあるしっかりとした強い表皮・真皮をつくる」ということが一番合理的な方法**で、根本的に解決してくれます。

そのために、皮膚を作る栄養素がたくさん必要なわけですが、タンパク質・鉄・ビタミンBをはじめとして、亜鉛・ビタミンA・ビタミンDなど各種栄養素を一度に効率よく摂る最もよい方法は、赤いお肉をたくさん食べることです！

真皮のはたらき

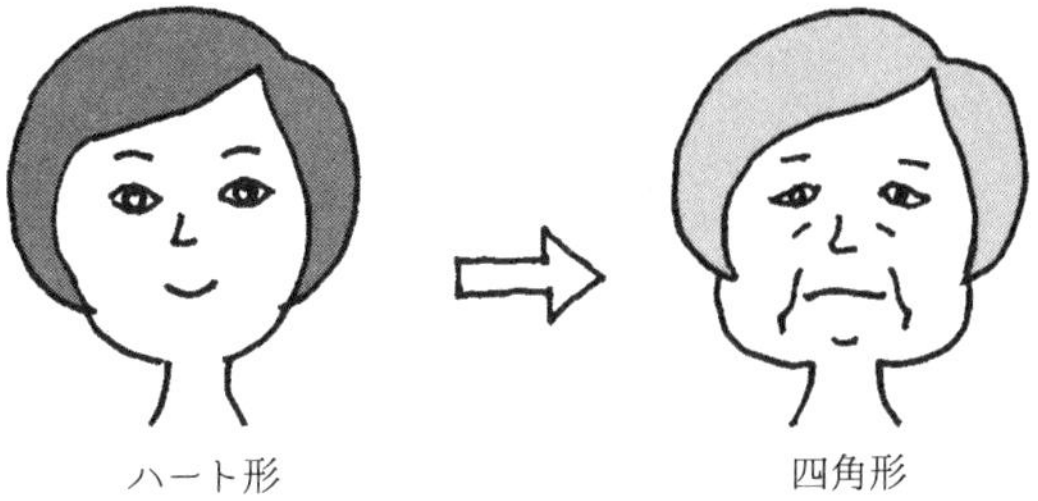

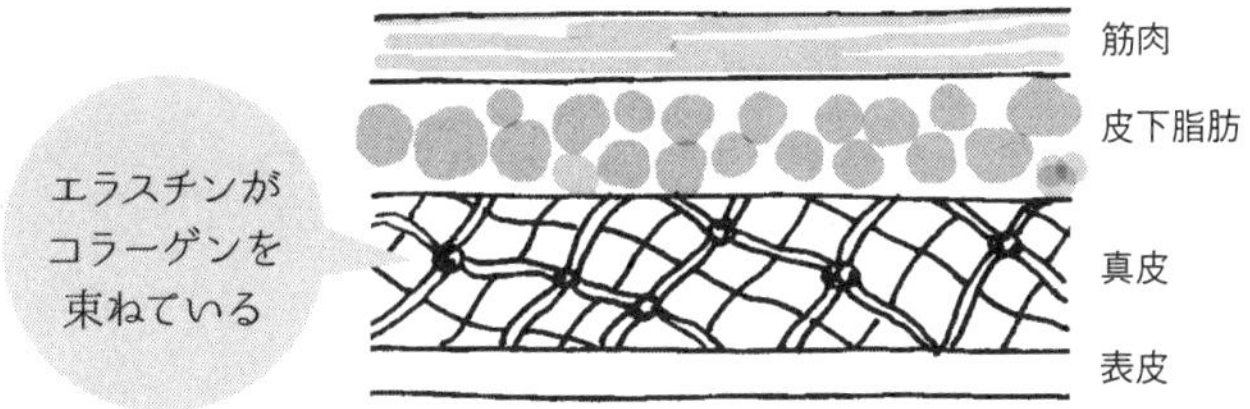

筋肉や皮下脂肪を
支えきれなくなると……

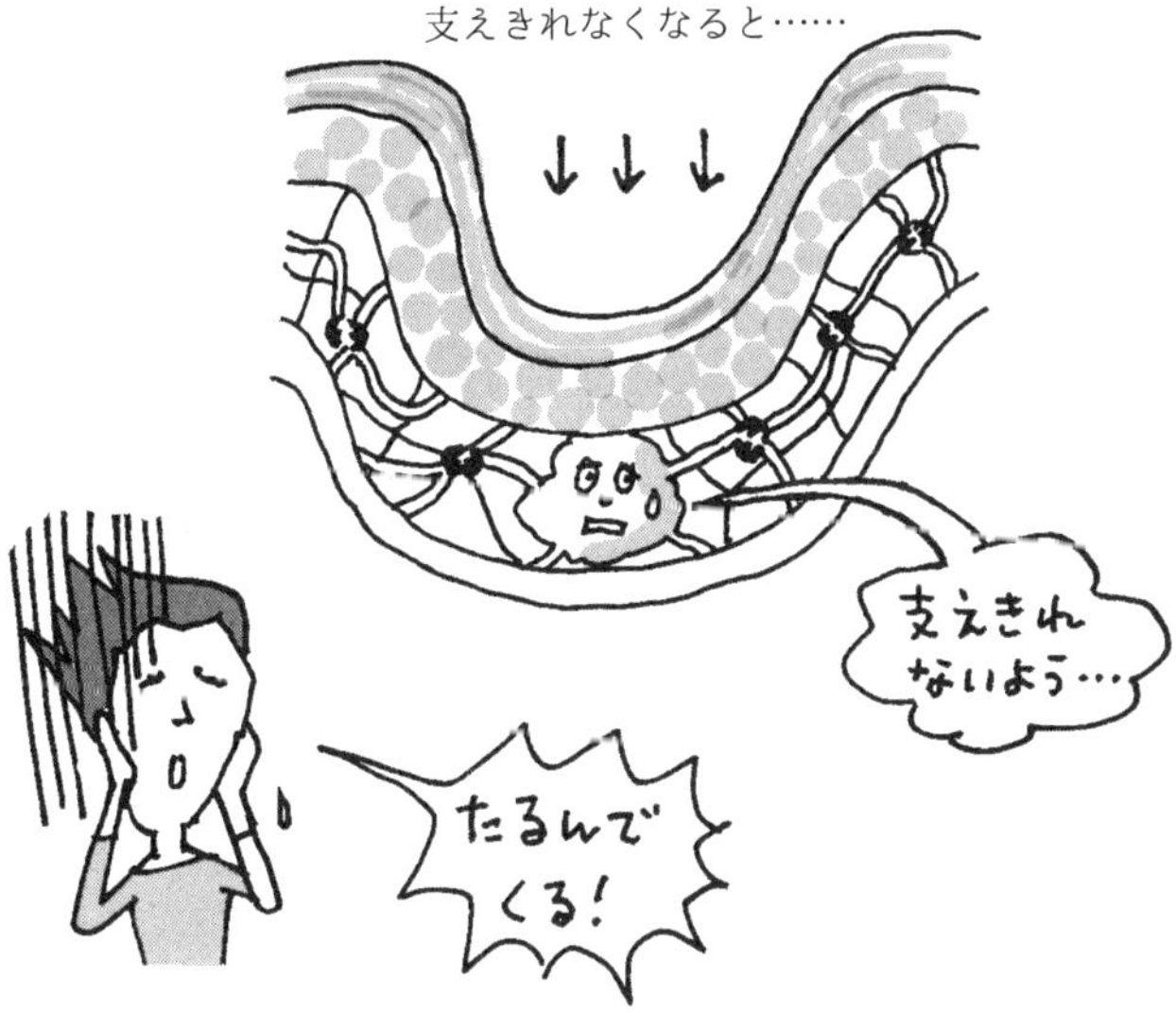

コラム

卵やお肉はコレステロールが高いから体によくない!?

「卵やお肉はコレステロールが高いから、食べすぎると体に悪い」と思い込んでいる人もいるようですが、「コレステロールが高いのはよくないこと」でしょうか?

私たちの体は肝臓でコレステロールをつくり出しています。コレステロールの多い食品を食べたからといって、肝臓でつくられるコレステロールの量が増えるわけではありません。全然食べていなかった人が、急にたくさん食べたら、コレステロール値は一時的に上がることがありますが、肝臓がつくる量をちゃんと調節していきますから、しばらくすると落ち着きます。心配いりません。

また、肝臓がスムーズにコレステロールをつくり出せるように、その材料となるもの、つまり良質の脂と良質のタンパク質を摂らないといけません。

コレステロール値が高いことよりも、低すぎることのほうが大問題です。コレステロールが低すぎる=栄養失調の象徴であり、免疫力も低下します。実は、低すぎるほうが、死亡率も高いのです。

コレステロールは、全身の全ての細胞の膜をつくるためにも必要です。膜の弱い細胞は、何かあると（活性酸素や炎症など）すぐに潰れてしまいます。**多くの大事なホルモン（女性ホルモンや副腎ホルモンなど）をつくる材料にもなっています。**

コレステロールが低いと、これらすべてがつくれない・つくりにくい状態になってしまいます。

コレステロールの低い方は、皮膚の保湿成分であるセラミドもつくれないため、お肌は乾燥しやすくなります。実際に、コレステロールを抑える薬を飲んでいる方は、お肌が乾燥します。

油ものを食べて消化するのに、実はコレステロールがないと油を分解する消化液もつくれないので、ますます栄養状態が悪くなります。

コレステロールは、少々高めのほうが健康で長生きなのですが、中身（HDLとLDLの2種類）のバランスがとても重要です。バランスが悪くてLDLだけが高い、というのは、心筋梗塞などの血管系の病気を招きやすくなりますので、注意が必要です。

第1章のポイントまとめ

本章のまとめとして、「肉食美肌」の基本を押さえておきましょう。

- 日本中の女性のほとんどが、栄養が全然足りていない。
- 口から入ってきた栄養には限りがあるため、大事なところから栄養が回るようになっている。そのため、命に直結しない皮膚・髪の毛・消化管は、真っ先に栄養不足による不調が出る。ここにトラブルが出れば、体の中の栄養が足りていない証拠。
- 美肌を作るのに、大事な3大栄養素は、「タンパク質」「鉄」「ビタミンB」！
- そのために必要なのが、動物性タンパク質。中でも、「赤いお肉」がダントツに効率よく栄養が摂れる。

「赤いお肉」をもっと食べましょう！

第2章

「肉食美肌」になれる食事法

――細胞を目覚めさせる食べ物・食べ方

まずは、今までの倍の動物性タンパク質を食べる！

「肉食美肌」を始めるにあたり、最初の食べる量の目安は、動物性タンパク質は今までの倍！　です。

「タンパク質はこれぐらい必要」と栄養療法が提唱している量を口から摂っている女性というのは、そうそういないと思います（私も、未だ目標を達成していません。それでも体調はかなり良くなり、肌の調子も上向いていています）。

ですから、まずは「倍」を意識するようにしてみてください。

動物性タンパク質に、体にとって大事な栄養素のほとんどが入っていますから、動物性タンパク質をたくさん食べる＝栄養満点！　ということです。

さて、どれくらいの量を食べればよいか、その目安は——1回の食事につき、手の平2枚の大きさのタンパク質源の量（調理前の量）＝約200グラムと考えます。

実際には、体重（kg）×1～1・5倍のタンパク質量（g）が毎日必要と言われていて、ストレスの多い時、体や頭をよく使った時などは、体重×2倍（g）とも言われています。

例えば、体重50キロであれば、×1～1・5倍＝50～75グラムのタンパク質量が必要なことになります。これは、お肉が50～75グラムなのではなくて、牛肉赤身ステーキ100グラムを焼いて調理すると、食べるタンパク質量は、たったの8グラム。実は、ステーキ6枚食べても計算では足りてはいないのです。食材の重さ＝タンパク質量ではないので、ご注意くださいね。

（ちなみに、大豆製品はプロテインスコアが低いため、同じタンパク質量を大豆だけで摂ろうと思うと、木綿豆腐100グラムで、タンパク質量は、3・4グラムしか摂れません）

タンパク質量を考えて食べることも大事ですが、いちいち調べて用意なんてしてられませんから、食材の見た目の大きさを、手の平1枚と同じ大きさにすることが簡単でオススメです。

赤身のお肉でいうと、1回の食事で100グラムのステーキを2枚。重量で言うと、約200グラムです。

そうは言っても、いきなりタンパク質を倍食べるなんて難しいと思います。

これだけの量を、本当は毎日必要なわけですが、無理やり食べても消化吸収ができないと無駄になってしまうので、無理なく少しずつ増やしていってください。

肉：魚介類＝1：1。理想的なメニュー作りのヒント

肉・魚（魚介類）・卵・大豆の中で、皆さんに、一番食べていただきたいのが、赤いお肉ですが、だからって「じゃ、赤い肉だけ食べていればいいのね!?」と、頑張ってお肉ばっかり食べ続けたりしないでくださいね！　それでは、「バナナが体にいい」とテレビで言えば、バナナを買いに走り、「りんごダイエットが痩せる」と聞けば、

りんごばっかり食べてしまう人と同じです。

要は、**いちばん効率よく栄養が摂れるのが赤いお肉なので、今まで栄養不足だった人には最適**、ということです。

お肉の中でも特に、牛肉の赤い部分は栄養価が高いのですが、すべての栄養素を持っているわけではありません。食材それぞれに、得意とする栄養素がありますから、いろいろな食材からタンパク質を摂りましょう。

1回の料理のメインに、肉系か魚介類（貝や甲殻類も）どちらかを選び、卵や大豆製品は副菜です。それぞれのお料理には、野菜を添えて一緒に調理しましょう。

特に、「必須脂肪酸」と呼ばれるEPA・DHAは、魚介類にしかありません。「必須脂肪酸」は、生きていく上で、必ず必要な油ですから、体の中でつくれない以上、口から摂る必要があります。

EPA・DHAは、お肉には入っていませんから、必ず、魚を食べましょう。

EPAには、血液をサラサラにして、炎症を抑える働きがあります。

ＤＨＡは、脳の血流をよくしてくれます。

実は、魚の内臓や骨、血合いの部分は、鉄や亜鉛、カルシウムなどのミネラルも豊富ですし、オススメです。食べる小魚や煮干しに丸干し、ちりめんじゃこやシラスなどまるごと食べてください。

１週間の食事をトータルで見た時に、「肉：魚介類（貝や甲殻類を含む）が１：１」、もしくは魚介類のほうが少々多くてかまいません。肉と魚介類が「４：６」とか「３：７」など、まずはあなたが食べやすい比率で始めてください。

魚も、肉の場合と同様に、１回の食事につき約２００グラムが目安です（肉や魚を購入する際には必ず、パックに記載されている重量を確認してください。記載がない場合は、手の平と同じくらいのサイズがだいたい１００グラムですから、その倍の大きさが必要です。ペラペラで厚みのない切り身は、適宜増量してください）。

肉ばっかり、魚ばっかり、という食事もあってかまいませんが、**いろんなタンパク質を摂るほうがいろんな栄養素が摂れるので、できれば交ぜましょう。**

肉の量の目安

1回の食事につき手のひら2枚分のタンパク質が目安

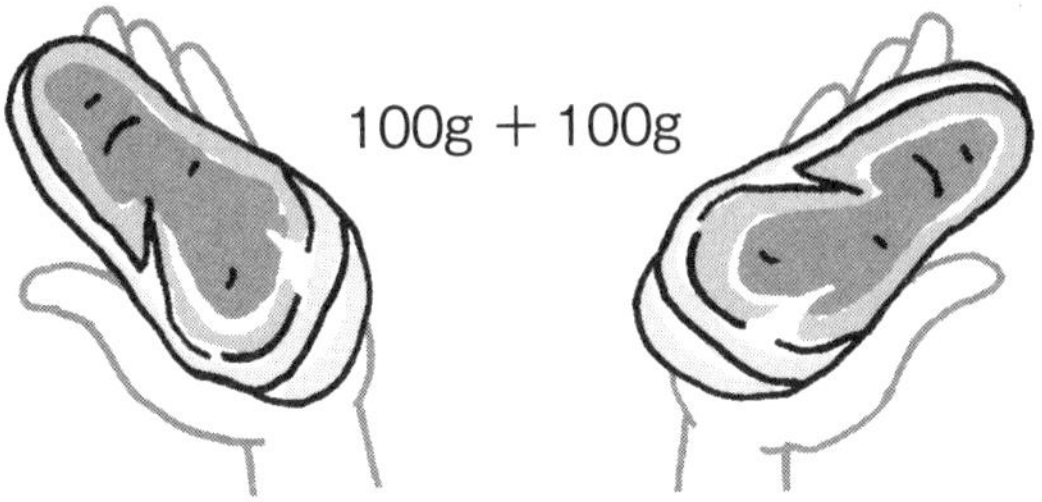

毎日毎日お肉ばかりでなく種類を変えることも心がけて
手のひら2枚分組み合わせましょう
（1枚分は、必ず動物性タンパク質で！）
※以下は100gの量の目安

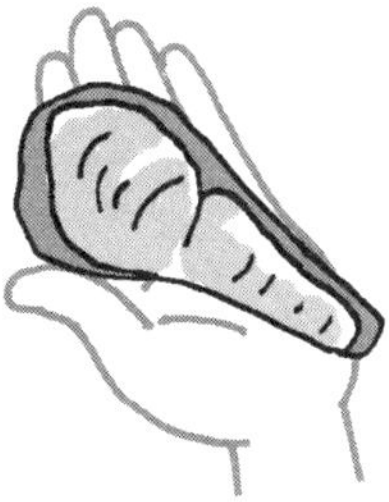

魚100ｇ
（1切れでは全然足りない）

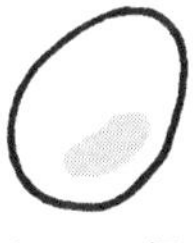

卵１～２個

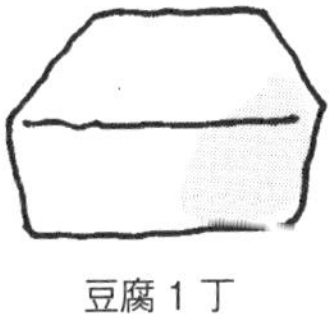

豆腐１丁

もしくは

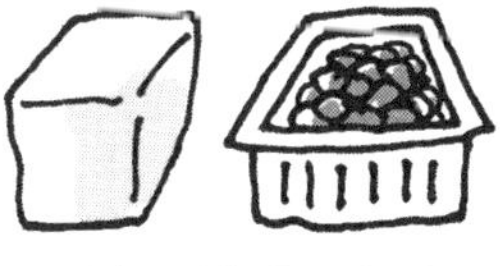

豆腐半丁＋納豆１パック

肉＋魚で200g、魚と卵で200gなど
組み合わせで変化をつけるのが◎

例えば、手の平1枚分＝①肉・100グラム　②魚・100グラム　③鶏卵なら1～2個、　大豆製品は、④豆腐なら1丁、もしくは豆腐1／2丁＋納豆1パック、みたいな感じです。

毎回の食事に、できれば、**この4種類の中から、2種類を選んで、合計手の平2枚分、主菜×2、主菜と副菜のように、食べていただきたい**ものです。

肉か魚介類を主菜にして、卵や大豆製品が副菜とすると、簡単です。

肉	**牛肉　豚肉　鶏肉　鴨肉　ラム肉　馬肉　鹿肉　猪肉など**
魚介類	**アジ　イワシ　サンマ　ブリ　カツオ　マグロ　タラ　タイ　サワラ イカ　海老　タコ　アサリ　ホタテ　しじみ　牡蠣　鰻　アナゴなど**
卵	**鶏卵　うずら卵　いくら・たらこなどの魚卵**
大豆	**豆腐　厚揚げ　薄揚げ（油揚げ）　豆乳　ゆで大豆　高野豆腐　おから**

右記のような量を、朝昼晩の3食ごとに摂ることを目標にしてみてください。

1回の食事で200グラムと言うと、1日約600グラム（手の平6枚分）。この分のお肉を毎日食べるということではなく、さまざまな食材を組み合わせて、タンパク質をしっかり摂ってほしいということです。

腎臓などに問題があって医師からタンパク質制限を指導されている方は別として、タンパク質を多量に摂ってはいけないということはありません。厚生労働省も、1日のタンパク質摂取量の上限を設定していません。少なすぎることのほうが問題です。

量の目安

肉類・魚介類を食べる回数をカウントするのはいうまでもありませんが、回数以上に大事なのは量!

「メイン料理に鮭(またはブリ)を1切れ」というのでは全然足りません。鮭の身をほぐして全部かき集めても、お茶碗一杯にもなりませんよね。

それに、魚だけでお腹を満たすには、かなりの量がいると思いませんか?

私の場合で言うと、魚をメインにするときは、鮭2切れとブリ2切れを食べます。焼き魚を1～2切れくらい食べて、さらに肉系のおかずを食べるか、もしくは卵を加えた納豆または冷ややっこ1／2～1丁を食べるようにしています。

いろんなおかずを作って食べることも大事ですが、毎日のことですから、忙しい時は、単純にメインを倍量にするのが、手っ取り早く簡単で便利です。

外食も同じです。例えば、定食屋さんの場合、焼き魚定食を頼んで、アラカルトで豚の生姜焼きをプラスする。あるいは、冷ややっこや納豆をプラスし、納豆やお味噌汁に生卵を入れてましょう。

これだけおかずをたくさん食べれば、ごはんはいりません。おかずが少ないから、ごはんを食べないといけなくなるのです。フレンチやイタリアンのレストランでは、メイン料理に肉か魚かどちらか選ぶコースではなく、フルコースを選びましょう。

悪い食事

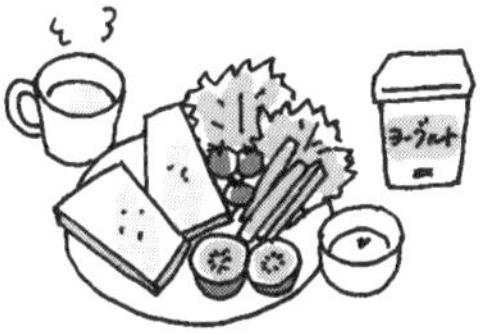

朝　パンとサラダ　フルーツ
ヨーグルト　カフェオレ

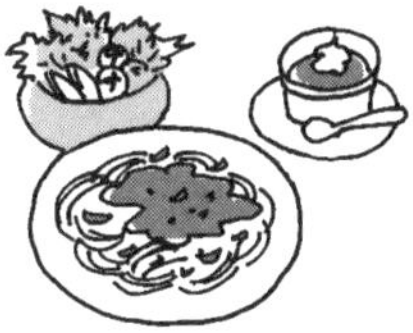

昼　パスタ（もしくはおにぎり）
サラダ　デザート

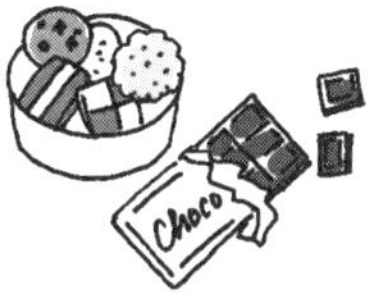

夕方　クッキー　チョコレート

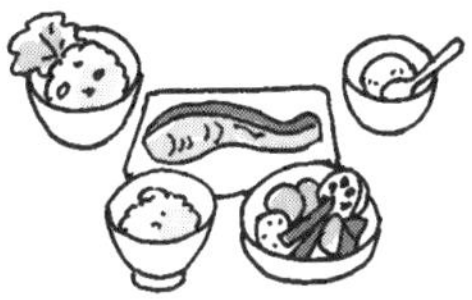

晩　ポテトサラダ　筑前煮　焼き魚
1切れ　ごはん　アイスクリーム

いい食事

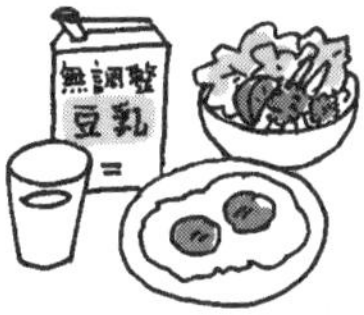

朝　目玉焼き2個　豆乳（無調整）
サラダ（ブロッコリーいり）

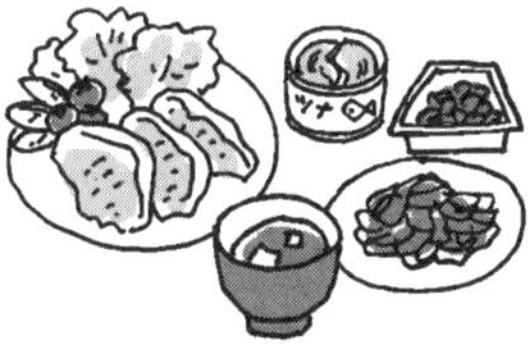

昼　豚の生姜焼き100g　ツナ1缶
＋サラダ　ほうれん草のソテー
納豆　味噌汁

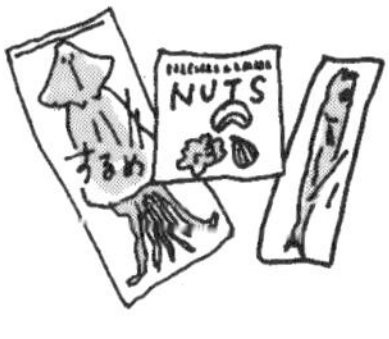

夕方　ナッツ　丸干し　スルメ

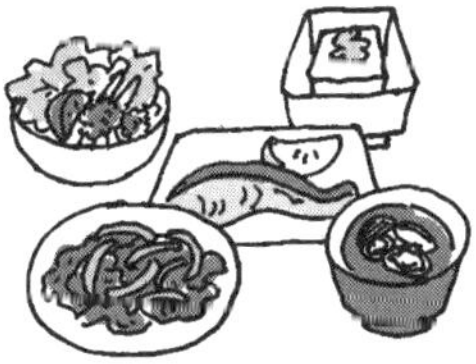

晩　牛肉とピーマンの炒め物　サラダ
アサリの味噌汁　焼き鮭1切れ

量が食べられないなら、「小分け食べ」でOK

1回の食事で一度に食べられる量には、限界があります。無理やり口に突っ込んでも、きちんと消化吸収ができないと、せっかく食べても無駄になってしまいます。

消化できなければ、塊で胃腸の中に留まることになり、まず胃腸にすごく負担がかかります。消化吸収できなかった食べ物は、生ゴミと同じようなものですから、ウンチになって出ていくまでの間、腸の中で発酵してガスが出ます。悪玉菌のエサにもなるので、腸内環境はゴミと悪玉菌だらけで最悪。おなかは張るし、おならはよく出るし、おならもウンチもとても臭くなります。下痢や便秘になってしまう人もいます。

いきなり頑張ってお肉を増やして体がついていける人はいいのですが、ついていけない人は、ここは急がず、慌てず、無理せず、胃腸と相談しながら始めましょう！

肉、魚、卵など、さまざまな食材を使って、あれこれと張り切って料理をしても、全部食べきれずに残してしまうことになるかもしれません。

でも数時間経つと、おなかがこなれて、また食べられるようになるでしょう。そうしたら一口、二口でもいいので、さっきの残りを食べてみてください。それでまたおなかが膨れたら、無理に食べ続けずに一休みして、おなかがこなれるのを待ちます。こなれたら、また少し食べる、ということを繰り返していくとよいでしょう。

1回で食べられる量は限られていますから、回数で稼ぐしかありません。

「1日の食事は朝昼晩の3回」と決めつけず、朝起きてから夜寝るまでの間に、4回でも5回でも肉・魚・卵などのタンパク質を食べる回数を増やし、1日に摂取するタンパク質のトータル量を増やしてください。

「間食」ではなく「補食」のススメ

「小分け食べ」は、食事の時間がある程度自由になる人でないと実行しづらいというのが難点です。

お仕事や育児に忙しいと、食事をするのも忘れて、気がついたら1日が終わりかけていた！　なんていうこともあるかもしれません。そういう場合は、いつでも手軽につまめる「タンパク質」を持ち歩くことをおすすめします。

たとえば、**うるめの丸干し、ビーフジャーキー、あたりめ、乾き物系のおつまみ、鶏卵やうずら卵をゆでたもの**などなど、さっと取り出せるものをバッグの中に忍ばせておけば、ちょっと手が空いた時間や移動中などにパクッと口に入れられます。いつでも食べられるように、バッグに入れておくのも一案です（添加物の摂りすぎにはご注意くださいね！）。

何も持っていない場合は、出先のコンビニで鶏の唐揚げを1個、または焼き鳥を1本、あるいはゆで卵を1個でもいいので、食べるようにしてみてください。

一度にまとめて食べようとしなくてOK。ちゃんとした食事を頻回に摂らなければいけないということもありません。食べられるときに、少しでもいいから食べる！という心がけが大事です。ただし、〝そればっかり〟にならないこと。あくまでも一時的な対策だとお忘れなく。

これは「間食」ではなく、タンパク質を補う「補食」というものです。

お昼ごはんから晩ごはんまでの間を長く空けず、2時か3時に少しでもタンパク質をつまんでおくと、夕方のだるさや眠気がなくなり、元気に過ごすことができます。

朝の出勤時や帰宅のときも、少しお行儀が悪いようですが、こそっと、パクッと、一口でも何かタンパク質を摂るようにしましょう。

食べる順番の罠

「ベジファースト」という言葉を聞いたことがありますか？

それは「まず野菜から先に食べるようにして、次に味噌汁などの汁物、お肉や魚などのメインのおかず、糖質を多く含むご飯が最後」という食事療法です。その目的は、血糖値が急激に上昇するのを抑えることです（血糖値をコントロールする必要性については、次の章で解説します）。

「ベジファースト」はダイエットの方法としても注目を集めたので、ご存じの方も多いかもしれませんね。

野菜は食物繊維を多く含むため、自然とよく噛みますし、よく噛むことで、消化液の分泌も促されますし、脳は「おなかが満たされた」と感じて、「もうこれ以上は食べなくてもいいよ」と体に指令を早く出せるようにもなります。糖質を最後に食べることで、血糖値の上昇も抑えられるので、体にも確かにいいでしょう。

早食いのせいで食べすぎて肥満傾向にある人には、確かに効果があります。ただ、「ベジファースト」をせっせと実行していると、思わぬ落とし穴にはまります。

それは、野菜でおなかがいっぱいになってしまうので、タンパク質料理にまでたどり着かない、ということ。

すぐにおなかがいっぱいになる人（やせている女性に多いのですが）は、野菜からではなく、先に、肉・魚・卵などのタンパク質から食べましょう。タンパク質が全然摂れていないのに、野菜ばっかり食べている場合ではありませんよ。食べていただきたい栄養は、まずは野菜よりも動物性タンパク質。すぐにおなかがいっぱいになる人ほど、大事な栄養の優先順位を見直しましょう。

タンパク質は、その食材の種類にかかわらず、いくら食べても、直接血糖値が上がることはありません。

肉・魚・卵などから食べて、野菜にたどり着けなかった、というのも困りますから、「肉魚卵→肉魚卵→野菜→肉魚卵→肉魚卵→野菜」というように食べてみてください。そうすると、しっかりとタンパク質も野菜も摂れるでしょう。

野菜でもタンパク質でも、砂糖やみりんを使った甘い味付けのものを先に食べると、血糖値が急上昇することがあり、健康によくないばかりか、その時点で脳は「満腹です。食事を止めてください」と命令しますから、甘いおかずは、食事の最後のほうにしましょう。

砂糖やみりんの代わりに、血糖値の上がらない甘味料（できれば天然のもの）などを使っているなら、最初に食べても大丈夫です。

フレンチやイタリアンなどを見習って、塩コショウで味付けをし、そこに好みのハーブやスパイス、その他の香辛料を足すというのもよい方法だと思います。お醤油も、もちろん使っていただいてＯＫです。

「炭酸」や「酸味」を有効活用する

これまであまりお肉や魚や卵を食べていなかった人がいきなり量を増やすと、「目標の半分どころか、１・５倍も食べられない」「胃がもたれる」「お腹の調子が悪い」というようなことがあると思います。

１００グラムのタンパク質を分解するのに、ほぼ同量の消化酵素が必要です。

今まであまりお肉を食べてこなかった人は、タンパク質を分解する「消化酵素」が全然つくれていません（「消化酵素」をつくるには、ここでもタンパク質が必要です）。もちろん、脂肪を分解できる消化液も全然つくられていません。

消化酵素が足りないので、消化吸収がうまくできず、すぐにおなかいっぱいになったり、動物性タンパク質を食べると、胃がもたれたり、おなかの調子が悪くなったりするので、消化吸収の楽な糖質を多めに摂ってしまう、というか食べられるものがそれくらいしかなくなってくる↓余計に肉・魚・卵を食べない↓消化酵素がもっと減ってくる↓ますます食べられなくなる、調子が悪くなるから食べたくなくなる↓糖質をさらに食べるようになる、という悪循環におちいります。

少しずつでもお肉や魚や卵を食べるようにしていけば、次第に消化酵素も増えていきますが、十分な量に達するにはなかなか時間がかかります。

私のクリニックではタンパク質の摂取量をできるだけ早く増やしたい、早く体調やお肌の状態を良くしたいという場合は、消化剤（消化酵素）を処方する場合もあります。

もちろん薬でなくても消化を助ける方法はあります。

食べづらいからといって、水やお茶で流しこんで食べたりしていませんか？

スープや味噌汁は食事ですからいいのですが、お水やお茶を大量に飲みながら食事をすると、せっかくの消化液が薄まってしまいます。多少の飲み物は必要だと思いますが、大量に飲みながら、というのはやめておきましょう。

私は食事のお伴として、炭酸水を少し飲むようにしています。炭酸ガスは血行を良くして、胃腸の働きを活発にして食欲を増進させてくれます。炭酸好きの人は、ぜひ一度お試しください。ただし、甘味料入りのサイダーやレモネードなどの、いわゆるソフトドリンクではなく、添加物の入っていない、ただの「炭酸水」もしくは「ガス入りミネラルウォーター」にしてくださいね。

その炭酸水、または炭酸なしのお水に、レモンを少し絞るのもオススメです。レモンの酸っぱさが、唾液をはじめとして消化液を増やしてくれます。

大根おろしもオススメです。でも、大根おろしばかり食べないでくださいね。

料理にレモンやスダチ、カボスなどを少し絞ってかけるのもいいですよ。

梅干しを使ったお料理や酢の物など、酸っぱいものを最初に食べると、消化液を出してくれますから、これもオススメです。

ただし、砂糖などで甘い味付けの酢の物は、最初ではなく、後から食べるようにしましょう。その理由については次の章で説明します。

無理はしない！

仕事や家事育児、その他の活動に忙しい。ストレスが多い。体をよく使う、頭をよく使う。そういう場合は特に、栄養がもっとたくさんいるはめになって、胃腸にまで栄養が回ってきません。

胃腸に回すはずの栄養を、脳やら肝臓やら他に回してしまいます。すると、胃腸を動かす栄養もないので、うまく働けません。そんな時に、たくさん食べなきゃ！と食べても、消化吸収もできないので、体は困ってしまいます。なので、食欲を落として、あまり食べさせないようにしています。

胃腸の機能が低下している時は、「なんとなく食欲がない、調子が悪い」と感じるのが自然なのです。

「食べたくなくても、とにかくタンパク質を食べなきゃ！」と頑張ってしまう真面目な方もいますが、無理は禁物。こういう時に無理して食べると、余計に胃腸に負担をかけるだけになってしまいます。

お肉などのように栄養価が高い場合、消化吸収にもたくさんの消化液が必要ですから、無理はしないでくださいね。

「これなら食べられる」と思うタンパク質を口にしてください。

お肉を薄切りにするとか、ミンチを使うとか、それをさらにすりつぶすとかして、食べやすい形状に変えるのもよい方法です。お肉はお休みして、魚と卵中心にするとか。よほどしんどい時は、豆腐などの大豆製品の植物性タンパク質を中心に摂るという方法もあります。

ただし、大豆には硫黄を含むアミノ酸がほとんどないため、たくさん食べても、タンパク質の利用率がとても悪く、また、タンパク合成のスイッチが入りません。ですから、植物性タンパク質を食べる時は、そこに何かしら動物性のものを足すようにしてください。豆腐に鰹節、ちりめんじゃこ、釜揚げしらす、などがよいでしょう。卵や白身の魚や鶏のささみを少し付け足す、などの工夫をしてみてください。

同じタンパク質を毎日食べない！

肉がいい、納豆がいい、となると、毎日毎日、ず〜っと食べている方が結構います。それぞれのタンパク質源で入っている栄養素が違いますから、いろんなタンパク質をバランスよく、ローテートしてください。必ず、散らしましょう！

タンパク質だけではなく、野菜でも栄養素が偏らないためにも、できるだけ次の食事では違うものを食べるようにしてください。食材を買った都合で、2〜3日続くのは仕方ないですが、1週間毎日ずっと同じものを食べるのはできるだけ避けましょう。

さらに問題なのは、同じものを食べ続けると「食物アレルギー」のリスクが高まることです。

「病原体」が体の中に入ってきた時に、排除しようとしてくれている防衛反応を「免疫」と言いますが、本来無害である食べ物に、過敏に防衛反応が起こってしまうことが「食物アレルギー」です。

過敏症ともいいますが、「異物」を排除しようとする免疫システムのひとつです。「アレルギー」を起こす原因は、ほとんどタンパク質成分ですが、食べ物に含まれるタンパク質すべてに免疫システムがいちいち反応していたら、食べるものがなくなってしまいます。本来、腸の中の免疫システムは、「免疫寛容」といって、ほとんどの食べ物を受け入れるようにできています。

ですが、この免疫システムがバランスを崩して、かなり過敏になってしまっている人が大勢いて、昔に比べたら、「アレルギー」自体が増えています。

たとえば、栄養の塊である鶏卵という食物も、体にしてみれば「異物」で、体の免疫システムはつねに見ています。そこへ、たとえ1日1個であっても毎日鶏卵を摂っていると、「また来てるな」と目をつけられ、狙われやすいのです。

たくさん食べてかまわないので、翌日は休むとか、工夫をしてくださいね。

さらに、肉の場合、種類を変えるだけでなく、バラにするとか、モモにするとか、肉の部位まで変えると、もっと起こりにくくなります。

コラム

できるだけ、違う種類のものを食べる

いつ、どういった食べ物が原因でアレルギーになるのか誰にもわからないのですから、油断せず日頃の食を通じて安全対策を講じることが重要です。

子どもと大人とでは、アレルギーになりやすい食べ物は違うことがありますが（子どもの場合、「免疫寛容」のシステムがまだうまく働いていないため）、重篤な症状を引き起こしやすいものとして「卵・乳・小麦・えび・かに・そば・落花生」が挙げられ、これらは「7大アレルゲン」といわれています。

食物アレルギーがあると、食事全般にかなり神経を使わざるを得ません。食べなくてもかまわない食材もありますが、卵や大豆のアレルギーとなると、摂りたい栄養を手軽に摂ることができなくなり、これは大きな損失です。

食物アレルギーが起こる原因はさまざまですが、せめて同じ種類のものを毎日食べ続けないようにすると、発症する確率を減らすことができます。

良い油はどんどん摂る！

タンパク質と同じくらい、人間にとって大事な栄養素が「脂質」。油のことです。「油は体に悪い」と思われがちですが、油を口からきちんと摂らないと、体の機能はうまく働いてくれません。細胞ひとつずつの膜をつくるのにも、女性ホルモンなどのホルモンをつくるのにも必要です。最悪、命に関わることもあります。また、油の消化にはコレステロールが必要で、油を摂っていない方は油の消化吸収ができないのです。

美容と健康のために、油が必要ですが、どんな油でもいいわけではありません。普段口にする油の質にはこだわってください。良い油はどんどん摂る！　悪い油は摂らない！　これが大事なのです。

良質の油とは、エキストラバージンオリーブ油、ココナッツオイル、バターやお肉の動物性の油、魚の油などです。

お腹が空いたら（できれば空く前に）、バターやココナッツオイルを舐《な》めるとよいですよ。頭も体も元気になります。すぐにエネルギーに使われてしまいますから、内臓脂肪や余分な皮下脂肪になってしまうということもありません。

一口に油といっても、主成分の「脂肪酸」によって、いろいろな種類に分かれます。117ページの表をご覧ください。

一番のおススメは、血液をサラサラにする成分EPAと、脳にとって必要な栄養素であるDHAが入っている魚の油です。

EPAは、炎症を抑える、中性脂肪を下げる、などさまざまな作用があるので、積極的に摂りましょう。

α－リノレン酸から、EPAは非常につくりにくいので、EPAとDHAを直接摂るようにしてください。

オメガ6のリノール酸は、体の中でつくれないので「必須脂肪酸」ではありますが、アレルギーや炎症を引き起こしやすく、今の世の中、この油を摂りすぎる傾向にあるので、積極的に摂る必要はありません。できるだけ摂らないようにしてください。オメガ6の中でも、ごま油・菜種油・米油は、リノール酸の割合が少なめです。

悪い油は摂らない！

質の悪い油というのは、化学合成された人工的な油のことで、添加物を加えて抽出しているものもあり、天然の油と似ても似つかないものに変わってしまっているものもあります。これは体内で簡単に分解できないため、肝臓に余分な負担をかけ、さらに、それらの分解に大事な栄養を使わせることになってしまいます。

そうした人工的な油の中でも特に避けていただきたいのが、「トランス脂肪酸」を多く含む油です。トランス脂肪酸は、マーガリン・ショートニング・市販の揚げ物やフライドポテトによく用いられています。市販の安価な焼き菓子やパンなどにはマーガリン・ショートニングが多く使われています。

トランス脂肪酸をたくさん摂取すると、LDLコレステロールの中の本当の悪玉コ

油（脂肪酸）の種類

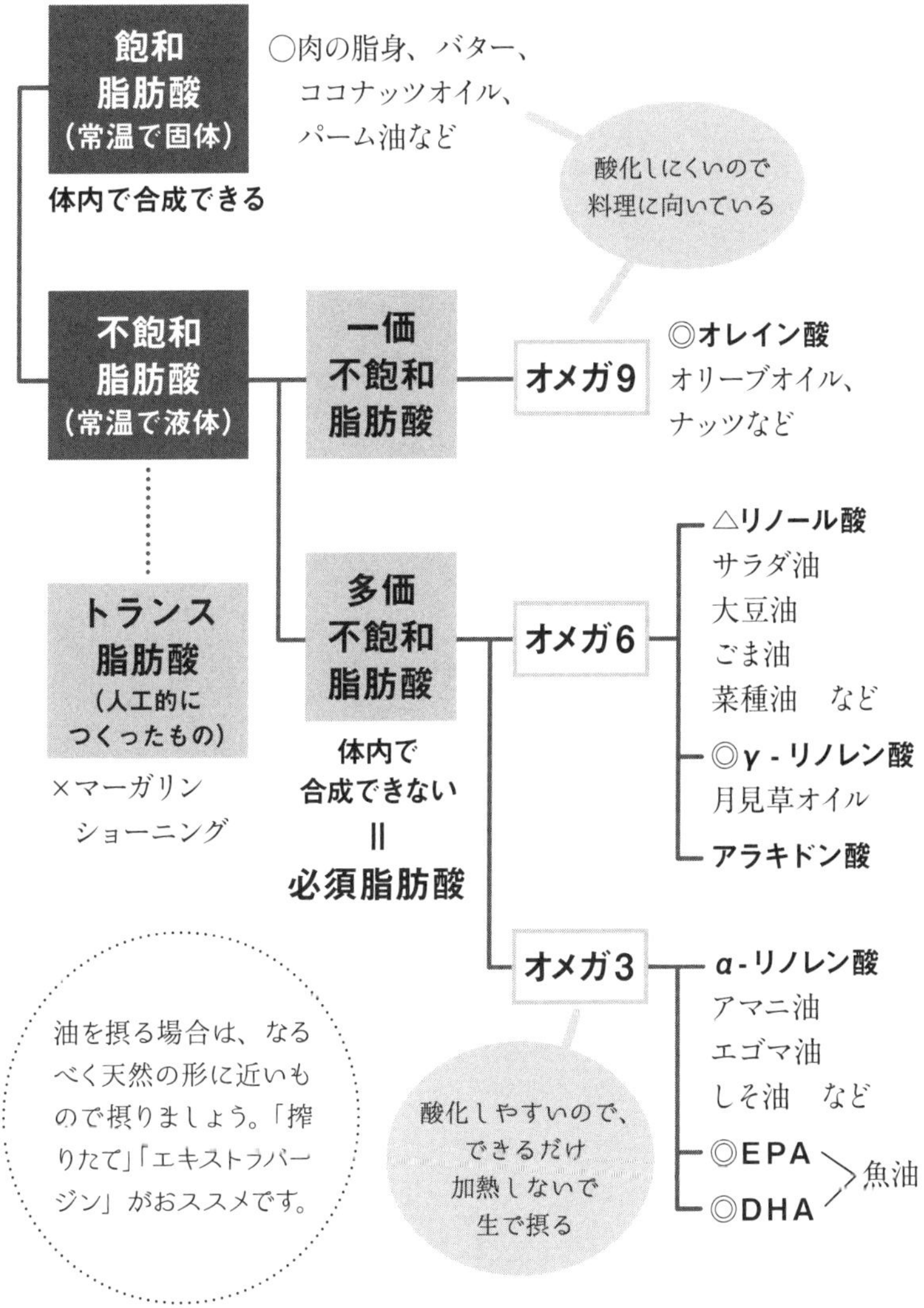
飽和脂肪酸（常温で固体）
○肉の脂身、バター、ココナッツオイル、パーム油など
体内で合成できる
酸化しにくいので料理に向いている
不飽和脂肪酸（常温で液体）
一価不飽和脂肪酸
オメガ9
◎オレイン酸
オリーブオイル、ナッツなど
多価不飽和脂肪酸
体内で合成できない
||
必須脂肪酸
オメガ6
△リノール酸
サラダ油
大豆油
ごま油
菜種油　など
◎γ-リノレン酸
月見草オイル
アラキドン酸
オメガ3
α-リノレン酸
アマニ油
エゴマ油
しそ油　など
◎EPA
◎DHA
魚油
酸化しやすいので、できるだけ加熱しないで生で摂る
トランス脂肪酸（人工的につくったもの）
×マーガリン
ショーニング
油を摂る場合は、なるべく天然の形に近いもので摂りましょう。「搾りたて」「エキストラバージン」がおススメです。

レステロールを増やしてしまいます。多く摂りすぎると、心臓血管系の病気を起こしやすくなります。

＊牛脂などに含まれている天然のトランス脂肪酸には、そうした心配はいりません。

油というものは総じて、酸化しやすいという欠点を持っています。酸化しにくいといわれている油であっても、酸化は必ずしますので、一度火を通した油は、使いまわしをせずに捨ててしまいましょう。

カロリーは気にしない！

さて、ここまで読んで、「お肉をそんなに食べて大丈夫？　ナッツやバター？　ココナッツオイルをこまめに摂るの？　太るんじゃないの？」と心配になってしまった方もいらっしゃるかもしれませんね。

実は、大丈夫なんです！

油は、むしろすぐにエネルギーに変わりますから、通常太ることはありません（ただし、糖質もしっかり摂って、油もたっぷり摂ると、この場合は太ってしまいます）。お肉やバターを積極的に摂って、摂取カロリーは普通は増えると思いますが、皆さんが食べたカロリーくらいであれば、特に問題とするほどのことはありません。

アスリートでもない一般の女性が、毎日3000～4000kcalも摂っていれば、場合によったら健康に何か問題が生じるかもしれませんが、そこまで高カロリーの食事をいきなり摂れる人は、ほとんどいないと思います。それだけ食べられるようになるにはかなり時間がかかりますし、むしろ喜ばしい限りです。

カロリーを増やさずに、動物性タンパク質と良質の油をしっかり摂るのは不可能です。気にするべきはカロリーではなく、栄養。カロリーの中身が大事なのです！油抜き・コンニャク・海藻・野菜・豆腐などの低カロリーのものばかり食べていても、体にもお肌にも必要な栄養は全然摂れないので、どんどんボロボロになっていきます。美と健康のため、元気になるためにも、肌と心と身体に本当に必要な栄養を摂りましょう！

第2章のポイントまとめ

本章の締めくくりとして、「肉食美肌」食事法の大事なポイントをまとめておきます。

- 動物性タンパク質、特にお肉をこれまでの倍、食べる！
- 消化剤をうまく使う！
- 無理はしない！
- 1回の食事に手の平2枚分＝1日手の平6枚分のタンパク質を心がける！
- メニューづくりの目安は「肉：魚＝1：1以上」。
- 1回の食事のメインに、肉系か魚系を持ってくる。
  卵や大豆は副菜。それぞれに野菜をつける。
- 同じタンパク質を毎日続けて食べない！
  いろいろな種類の肉と魚介類、卵などをローテートする。
- 食べる順番は、野菜が一番でなくてもいい！

- お腹がいっぱいになったら、いったん休んで、また食べる！
- 1日に何度も、こまめに動物性タンパク質を摂取！　回数でタンパク質量を稼ぐ！
- 良い油はどんどん摂る！　悪い油は摂らない！
- カロリーは気にしない！

この食事法により、体に足りなかった栄養がちょっとずつ届くようになりますから、どんどん元気になっていきます。お肌にも栄養が回せる余裕が出てきて、皮膚のバリア機能が正常に働くようになり、少々傷むことがあっても次第に修復できるようになっていきます。お肌の乾燥もなくなります

「肉食美肌」の食事法は、従来のいわゆる「健康的な食事」「美容にいい食事」とは全く考え方が異なります。異なるもの同士をごちゃ混ぜにしてしまうと、よい結果が得られないばかりか、意に反して悪い結果を招いてしまうおそれがあるので要注意。

次章では、どんなものをどのように食べたり、避けたりしたほうがいいのか、さらに突っ込んでお話ししましょう。

第3章

さらに健康で美しくなれる食べ方

――栄養のムダ遣いをしないための「摂らない」ヒント

さて、ここまで栄養を摂れ摂れと口うるさく言ってきましたが、この章では、美肌のために、これまでの栄養療法をより効果的に効かせるために、「摂らないほうがいい」ものについて、お話ししたいと思います。

糖質の摂りすぎは×

いきなりダイエットの話？　流行りの糖質制限？　と思われたかもしれません。

この「糖質」、かなり重要です。

「糖質」そのものが悪いのではなく、食べ方がまず問題です。食事の中での糖質の割合が多すぎる方がとーってもたくさんいらっしゃるのです。

まず、糖質の処理にお肌に大事なビタミンBが使われてしまいます。しかもビタミンBの補給になる肉、魚などを全然食べていないから、マイナスになる一方です。ビタミンはどこかから借りてくることもできませんから、足りなければその分、細胞の動きが止められてしまうので、大問題です。

「糖質」メインの食事を繰り返していると、血糖値が急激に上がりやすくなってしまうのも大問題。

これが起こると、インスリンというホルモンをたくさん使います。このインスリンをつくるのに亜鉛がたくさん必要になります。亜鉛が足りなくなると、ますますインスリンの効きも悪くなり、悪循環です。

糖質メインの食事は、栄養補充もされないまま、ビタミンBだけでなく、美肌をつくるための大事な亜鉛までたくさん減らしてしまうのです。

ついでに言うと、インスリンは別名肥満ホルモンと言われていて、インスリンがたくさん出ると、脂肪が付きやすくなり、太りやすくなります。

「たいして食べていないのに、太りやすい」とか、「痩せているのに、お腹が出ている」という人は、糖質の代謝がうまくいっていないせいかもしれません。

さらにいうと、摂りすぎた糖質はタンパク質とくっついて、「終末糖化産物ＡＧＥｓ（Advanced Glycation End Products）」となり、体のいろんな所にくっついて、ベタベタにしてしまいます。お肌も栄養を運ぶ血管の中もベタベタで、まともに働くことができません。活性酸素によるダメージを増やすとも言われていて、お肌も体も老化を早めます。肌も糖化されてしまうので、「美肌」とはほど遠い状態になっていきます。

それ以外にも血糖値が急激に上がってしまうと、お肌だけではなく、実は体の中も大変なのです。ちょっと専門的になりますが、もう少し詳しく説明しましょう。

糖質を摂取し、血糖（血液中のブドウ糖）が増えることを、「血糖値が上がる」といいます。

血糖値が上がると、「インスリン」というホルモンが出て、ちょうどいい具合に下げてくれるはずですが、糖質メインの食事のせいで、徐々にインスリンの効きが悪くなって、大量に出さないと効かなくなってきます。そのうち、もっと血糖値が急激に上がるようになって、そのためインスリンが大量に出て、その後血糖値が急激に下がってしまうという乱高下を起こしてきます。これが「血糖値スパイク（グルコーススパイク）」です。ジェットコースターのように、急激に上がり下がりするのです。これを「機能性低血糖」と呼びます。血糖値の調整がコントロールできなくなっている状態です。これは、健康診断などではなかなか見つけられません。

血糖値スパイクとインスリンが大量に出たせいで、アドレナリン・ノルアドレナリンというホルモンも大量に出てきてしまいます。そうなると、イライラしたり、興奮したり、情緒不安定になったりします。いろんなホルモンがたくさん出たことで、自律神経も振り回されるし、眠気やだるさ、体調不良などいろいろな不定愁訴を呼んでくるので、体がとても疲れてしまいます。

インスリンを使いすぎて、もう出せなくなってしまう……これが「糖尿病」です。「機能性低血糖」になってしまう方の中には、糖尿病の手前の方も実は結構いらっしゃるので、心あたりのある方は専門クリニックを受診しましょう。

美肌のための上手な糖質制限の方法

血糖値スパイクをつくらないことが、体のためにもお肌のためにも、とても大切。具体的なヒントをまとめてみますね。

1 糖質をいきなり摂らない！

- タンパク質、油、食物繊維（野菜やキノコ類、海藻など）の糖質以外を先に食べた後で、糖質をなるべく最後のほうで食べる。
- 砂糖などの甘い味付けのおかずは、肉や野菜であっても最初はやめておく。
- パン、おにぎり、パスタ、丼ものなど、単品だけの食事ではなく、動物性タンパク質のおかずを少なくとも1品は追加。
- 糖質を食べる際は、他のもの以上によく噛んで、ゆっくり食べる（時間をかけることで、血糖値の急上昇を抑えることができます）。

●たとえば夕方などの空腹時に、いきなりチョコレートバーなどの甘いお菓子を食べたり、砂糖入りのカフェオレやジュースを飲むのはやめておく。たった1個のチョコレートでも、血糖値の乱高下が起こる場合もあるので、どうしても食べたい時は、糖質以外の何かを口にしてから、食べましょう（携帯用のココナッツオイルが便利）。

2 糖質はなるべく減らす！

●糖質を短時間で大量に摂らない→量を減らす→極力摂らない→摂らない。

糖質を摂らなければ、血糖値スパイクは起きないわけですから、摂らないにこしたことはありませんが、いきなりは無理でしょうから個人個人の状況に合わせて、まずはできる範囲でやっていきましょう。

糖質には中毒性があって、糖質中心の食生活をしていると、もっと食べたくなり、ますます抜け出せなくなるので、ご注意ください（私は、この中毒性を「糖質の呪い」と呼んでいます！）。

●あなたの好きなおかず（動物性タンパク質メインのもの。フライや揚げ物・天ぷらなどでもＯＫ）を心ゆくまで食べて、先にお腹をいっぱいにして（野菜があまり好きではないなら、とりあえず乗り切る間は、少なめでもかまいません）、〆にご飯やパン、麺類はごく少量にする、もしくは全く食べないようにする。

それでもまだ糖質が入る余裕があるなら、もうちょっとタンパク質を増やしてみてはいかがでしょう（このとき、とりあえず、しばらくお菓子はやめておきましょう）。

こういう食事を3日も続けると、動物性タンパク質と良質の油で体に栄養も入ってくるし、血糖値が安定してきますから、おなかが空いてつらいと感じることがなくなってきます。また、脳が快調に働き、気分も落ちついてきます。「やればできるんだ」と前向きな気持ちが湧いてきます。そうしたら、本腰を入れて、糖質をさらに減らしていきましょう。野菜が嫌いでも野菜も増やしていきましょう。

最初の2週間ほどは、少しつらくても、糖質を極力減らすことを徹底したほうがいいです。「糖質の呪い」を解くためです。中途半端に行うと、いつまでたっても「呪い」が解けませんから、すぐまた食べたくなって、余計につらいのです。「つらい」＝「栄養が足りない」ということなので、動物性タンパク質と油を増やしてみましょう。こまめにココナッツオイルやバターを舐《な》めるのも効果的です。

2週間できたら、できれば引き続き、2～3か月は続けてください。その間に、体質改善がかなり進むはずです。糖が入ってこなくなると、もうあまり食べたいと思わなくなってきます。

久しぶりに食べると、血糖値が上下するのがすごくよくわかり、体が久しぶりに疲れることが実感できます。そうなるといよいよ、ご飯・パン・麺類・甘いものなどは食べる気がしなくなります。「呪い」が解けると、あれほど食べたかった糖質が、以前みたいに「おいしい！」ともあまり思わなくなっていきます。不思議ですね。

3 糖質の質に気をつける！

糖質の質により、同じ量を摂ったとしても、血糖値の上がり方は全然違います。

例えば、甘味ですが、天然に近い糖質（きび砂糖・はちみつ・メープルシロップなど）は、人工的につくった精製された白砂糖や果糖ブドウ糖液などのシロップよりも、血糖値の上昇は緩やかです。買う前に、成分を確認しましょう。

糖質をもし食べるなら、良質のものを少しだけ！
良質の炭水化物というのは、お菓子やパン以外のものです。

①白米

日本人に一番合っている糖質は白米です。白米は、毎日食べても食物アレルギーが起きにくい食材です。精製されていますから、血糖値は上がりやすいのですが、白米の場合は、糖質の種類に「でんぷん」が多く、砂糖に比べると、血糖値の上がり方はゆっくり。お菓子を食べるくらいなら、白米を食べましょう。

②ひえ・あわ・きび・ハト麦の雑穀

単品で食べてもいいですが、白米に、ひえ・あわ・きび・ハト麦の雑穀類を交ぜて食べると、食物繊維やビタミン・ミネラルも摂れるうえ、白米の血糖値の上昇をさらにゆっくりにさせる作用もあり、おすすめです。

*妊婦さんは、ハト麦を大量に摂取するのは、念のため、やめておいてください。動物実験の結果、子宮収縮が報告されています。

③イモ類

じゃがいも・里芋・さつまいも・山芋などのイモ類には、同じく「でんぷん」が多く、食物繊維やビタミンC、カリウム、ネバネバのムチンなどが含まれています。

④カボチャ・ニンジンなど

糖質を多く含む野菜は、一度にたくさん食べず、少量ずつ、できるだけ食事の最後のほうに食べてください。βカロテンも摂れます。根菜類は糖質が多めです。

⑤大豆以外の豆類

大豆以外の豆類を食べるのもいいと思います。ただし、大豆以外の豆は、糖質が多いので、大豆と違って血糖値の変動を起こしますから、量には気を付けてください。

⑥果物

ビタミンCや食物繊維、フィトケミカルという抗酸化物質などが摂れます。

果物に入っている果糖が血糖値を上げることはありませんが、摂りすぎて使われなければ、余った分はすべて脂肪に変わりますから、とても太りやすいのです。

国内で販売されている最近の果物はとても甘く、白砂糖と同じ成分のショ糖がたくさん入っています。ショ糖は血糖値を急激に上げるので、注意が必要です。

4 摂っていい甘味料・摂ってはいけない甘味料

ほとんどのお菓子やジュースなどの清涼飲料水に入っている果糖ブドウ糖液は、質の悪い人工シロップで、血糖値を乱高下させますから、摂ってほしくはありません。同じお菓子でも、シロップよりは白砂糖でつくられたもののほうがまだマシです。実は､ドレッシングや調味料にも人工シロップは入っていますので、ご注意ください。

血糖値が上がらなきゃいいんでしょ？　と人工甘味料の入った商品を購入されることも多いかもしれませんが、血糖値を上げなくても、人工甘味料は腸内環境を悪くさせます。1日摂取量の上限が決まっている食品添加物ですから、できればあまり摂らないでほしいです。

ただ、糖質の呪いを解くための切り替え中は、摂りすぎなければ致し方ないと思うので、うまく利用するのもひとつの方法です。

5 糖質を食べたら、すぐに体を動かす！

食事の後に体をすぐに動かせば、筋肉が糖を使ってくれるので、血糖値の上昇を抑えることができます。どこまで抑えられるかは、血糖値の上がり具合（食べた量や質やスピード）と運動量によりますから、少し動いたからといって、すべて帳消しになるわけではないのですが、まったく動かずにじっと座っているのに比べれば、はるかにいいのです。

糖質を食べた後は、すぐに立つ！　動く！　歩く！　というようにしましょう。「たまには思いきり、大好きなケーキやスイーツを食べたい」という時は、食べてすぐにハードな運動やスポーツをすると、筋肉が糖をすぐに使ってくれます。糖質をたくさん食べるなら、スポーツ前に限ります。

ただし、お肉をたくさん食べていないのに、ハードな運動(筋トレやジョギングなど)をすると、筋肉を壊しただけ、ということになりかねませんから、栄養状態がもう少し良くなるまで、散歩・ウォーキング・ストレッチ・ラジオ体操・ピラティス・ヨガ・家事くらいにしておくほうが無難です。

6 お酒を飲むなら、糖質が入っていないお酒を！

お酒を飲むと、アルコールを分解して解毒するために、肝臓は余分に働かされてしまいます。その際、体内のビタミンBも多量に消費されます。

たいていの方は今、ビタミンBをはじめとする各栄養素が全く足りない状態ですから、「肉食美肌」の食事法で栄養を摂り入れ、肝臓にも栄養が届いて活力を回復するまでは、少しお酒を控えたほうがよいでしょう。

肝臓は、健康元気と美肌の源。たくさんの栄養をつくり出す場所でもあります。体に栄養がある程度行き渡り、肝臓が元気を取り戻してから、飲むようにしましょう。

動物性タンパク質で栄養を摂りながら飲むようにすれば、肝臓はより働きやすくなり、お酒とチェイサー（水）を交互に飲めば、アルコールの分解はいっそう速まります。

飲むなら、せめて血糖値だけは上げないように、糖質をあまり含まないお酒を選んでください。でないと、亜鉛まで大量に減ってしまいます。

焼酎・ウィスキー・ジン・ウォッカ・ブランデーなどの蒸留酒は、糖質を含んでいません。こういうお酒が苦手な人も炭酸で割ると飲みやすくなります。

赤ワインも、糖質はかなり低いです（赤だからといって、甘口のものは糖質を多く含むので、オススメしません）。白ワインやスパークリングも、辛口のものなら、糖質はかなり低いはずです。

できれば避けたいのは、日本酒や甘いカクテル。「甘い＝糖質」ですから、お気を付けください。苦いビールにも、糖質は含まれています。

糖質が入っていないお酒でも、アルコールを分解するために、ビタミンBを大量に使い、亜鉛を排出します。貴重な栄養をお酒に使ってしまっているのです。栄養を摂り、肝臓を労わりながら、適度に飲んで楽しむようにしましょう。

糖質と同じく、お酒もしばらく飲まずにいると、あまり飲む気がしなくなります。たまに飲むと、お酒に弱くなっていて、少量で酔ってしまうこともあります。いい気分になるのを通り越して、気持ち悪くなることもあり、そうなると、「今度からお酒はもっと控え目にしよう」と、思えてきます。

体が（肝臓が）、「お酒はもう十分。飲みすぎ！　もう、やめとけ」と教えてくれているのです。

野菜や果物は「飲まない」

今、流行っている「スムージー」や野菜や果物１００％のジュース。「体にいい・美容にいい、手軽に栄養が摂れる、しかもおいしい」と人気を集めていますが、「体に優しい・美容と健康にいい」と思っているとしたら、それは単なるイメージでは？

大量の野菜や果物をミキサーにかけてジュースにして、一気に大量に摂ってしまうわけですが、それと同じだけの野菜と果物を、ジュースではなくて塊で食べるのに、いったいどれくらいの時間がかかると思いますか？　その同じ量を一気に流し込むわけですから、胃腸にしてみれば、ビックリギョーテン！　あまりにも「不自然」なことをしていると思いませんか？

液体は固体より吸収されやすく、野菜・果物に含まれるショ糖も素早く吸収され、血糖値が急激に上がってしまうのです。

市販のスムージーやそういったジュースには、砂糖やはちみつなどの血糖値を上げるものがたっぷりと入っていることが多く、ひどい場合は、質の悪いシロップが入っています。それらの糖分が胃腸から吸収され、さらに血糖値を急激に上げます。

「コールドプレスジュース」は、野菜や果物の食物繊維が取り除かれている分、スムージー以上に野菜本来の姿からは遠く離れたものになっていると思います。

食物繊維は、血糖値の上昇を緩やかにする働きがあり、腸の中で腸内細菌のエサにもなるのに、それを取り除いてしまった飲み物は、ただの糖質ジュースです。

野菜や果物は、塊を噛んで食べるようにしましょう。食べる順番と量に気を付ければ、血糖値が急上昇することはありません。

同じミキサーで潰すにしても、ソースやスープにして、ゆっくり食べるのであれば、オススメです。それが「体に優しい」ということであり、「美容と健康にいい」ということです（ただし、生よりも栄養価の下がる栄養素もあります）。

摂取カロリーは必ず確保する！

まじめな方だと、いきなり徹底して糖質を制限する方がいるのですが、抜くのはわりと簡単だったけれど、肝心の動物性タンパク質と良質の油が思ったほどには増やせていない、という場合が結構あります。抜いた糖質のカロリー分を、良質の油と肉・魚・卵で補えていないのです。今までの食事から、おかずの中身や量は何も変えずに、糖質だけ抜いた、という感じです。

これは、極端なカロリー制限と同じで、つまり余計に栄養失調状態になっちゃってます！　糖質を減らした分、必ず、タンパク質や油を増やすことをお忘れなく！

タンパク質と良質の油をたくさん摂っていると、筋肉と骨にも十分栄養がいくようになりますから、場合によったら体重が重くなることがありますが、太ったのではなく、筋肉と骨がしっかりしてきたのです。太っていた方は痩せてきます。

ＢＭＩ18・5未満の方が体重が減ってきたら、食事の内容が間違っている証拠です。

腸のバリア機能を守る！ 小麦・牛乳・ヨーグルトは摂らない！

せっかく口から摂った栄養は少しでも多く消化吸収されてほしいですよね。消化吸収もできずにウンチとして出てしまったら、もったいないですものね。腸の粘膜が丈夫で正常に働けるように環境を整えることがとても大切です。

皮膚にトラブルのある方（アトピーや湿疹皮膚炎なども含む）は、皮膚と消化管粘膜はつながっていますから、腸粘膜にもトラブルがあることが多いです。皮膚を強くすることと同じで、腸の粘膜を強くしておくことが大切です。

小麦や大麦に含まれている「グルテン」というタンパク質や、乳製品（バター以外）に含まれている「カゼイン」というタンパク質は、腸の粘膜に炎症を起こし、粘膜に穴を空けてしまいます。その穴から、タンパク質が分解されずに入ってしまって、そのせいで食物アレルギーになったり、血管の中に入って全身に回って、いろいろなところで悪さをすることがあります（「リーキーガット症候群」と言います）。

また、栄養が足りていないと、傷んだ粘膜もなかなか治せないので、被害が拡大します。

腸は、毎日口から入ってきたものが流れ込んでくる刺激の多い場所ですから、少しでも炎症を起こすようなものは、なるべく入れないようにしましょう。そうすると、消化吸収がもっとうまくいきます。

腸のために、控えたほうがいい食べ物

腸のために控えたほうがいい食べ物をリストアップしておきます。

●小麦・大麦・ライ麦

パン（全粒粉含む）　パスタ・うどん・ラーメンなどの小麦でできた麺類　焼き菓子

やケーキなどのお菓子　押し麦・もち麦などの大麦製品　天ぷらやフライなどの衣
ビール　麦茶

●乳製品（バター以外）

牛乳　アイスクリーム　ヨーグルト　チーズ　生クリーム

これらは、腸の悪い方には、落ち着くまでしばらく抜いてもらうことが多いです。今、腸が悪くなくても、「グルテン」「カゼイン」は、粘膜に炎症を起こしますから、なるべく控えましょう。

「グルテン」と「カゼイン」は、麻薬と同じ作用を脳に及ぼすため、かなりの中毒性があり、やめられなくなっている方も多いですが、一度やめると、不思議とそれほど食べたくなくなります。中毒性が抜けると、つらくなくなりますので、自然に、「グルテンフリー」「カゼインフリー」ができてしまうというわけです。「グルテンフリー」は、糖質制限にも自然となりますから、オススメです。

牛乳はとても甘いですよね。かなりの糖質を含んでいるので、牛乳を一気飲みすると、血糖値はかなり上昇します。牛乳は、カルシウムが摂れるからと飲んでいる人も多いですが、「牛乳貧血」と言って、鉄や亜鉛を出してしまう働きがあります。

また、牛乳やヨーグルトに含まれている「乳糖」は、日本人の多くは、気づいていないだけで、「乳糖不耐症」と言って分解ができませんので、アレルギーや炎症を起こすわけではありませんが、それも避けたほうがいい理由です。

乳製品をどうしても食べたいなら、たまに、にして量に気をつけましょう。

腸内環境を整えるのに、乳酸菌・ビフィズス菌を摂ることはとてもいいことです。ただ、ヨーグルト（乳糖・カゼイン入り）や乳酸菌飲料（カゼイン入りが多い。シロップなどもたくさん入っていることが多い）で摂ると、デメリットも出てきます。菌だけを摂りたいのですが、そういう食品はなかなか売っていないようです。

いい菌を入れたり増やすには、発酵食品（味噌・納豆・漬物・麹など）を食事に取り入れることがオススメです。

他には、良質のサプリメントを飲むというのも、ひとつの方法です。

サプリメントを活用するなら、品質にこだわって

続いて、今度はサプリメントの話をしましょう。

「肉食美肌」の食事法は、高栄養・低糖質をモットーとしているのですが、「手っ取り早く、市販のサプリで栄養を摂っちゃえ！」という方もいるでしょう。市販のサプリを買うのであれば、せめて少しでも質のいいものを選んでいただきたいです。

例えば、当院での取り扱いサプリは、クリニック限定で医薬品と同じ基準（GMP工場製造）で作られている高品質・高栄養・高純度・高吸収です。安くはないです。

市販のものでも、高いから大丈夫というわけでもありませんが、安いものは、さすがにやめておきましょう。なるべく天然のものが使われているか、添加物の量が有効成分よりも多くはないか？　などもチェックしましょう。

どんなサプリをどれくらい飲んだほうがいいのかは、実際は血液検査をしてどんな

栄養が足りていないのか調べて選んだほうが効果的です。

市販のサプリを買うお金があるなら、食費に回したほうがいいと私は思います。サプリよりも、まずは食事で栄養をしっかり摂りましょう！

第3章のポイントまとめ

この章の大事なポイントをおさらいしましょう。

- 糖質の摂り方に気を付ける
- 血糖値が乱高下しない（グルコーススパイクを作らない）ようにする
- できるだけ糖質を減らす
- 糖質を口にするなら、できるだけ天然のものを
- 糖質を食べたら、すぐに体を動かす
- 野菜や果物は飲まない
- 摂取カロリーは必ず確保する

- 腸内環境のために、乳製品・小麦・大麦はなるべく摂らない
- お酒はしばらく控えましょう。もし飲むならワインまたは蒸留酒を
- 市販のサプリを買うなら、食費に回す。サプリよりも食事でまず栄養を摂る

オススメ食材とNG食材

	オススメ食材	たくさん摂らないほうがいい食材	なるべく控える食材	NG食材
肉類	牛肉（ヒレ、モモなどの赤身） 豚肉（ヒレ、モモなどの赤身） 鶏肉　鴨肉　ラム肉 馬肉　鹿肉　猪肉 レバー・砂肝・ハツ・もつ　など	牛肉 （バラ、カルビ、霜降り） 豚バラ	加工食品 （ハム　ベーコン ソーセージなど） コンビーフ	
魚介類	魚全般（マグロ　金目鯛除く） イカ　タコ　エビ　貝全般 鰹節　シラス　ちりめんじゃこ ウニ　スルメ　鰻　穴子 丸干し　白子　アン肝など	まぐろ　金目鯛	かまぼこなどの 練りもの加工食品 さつま揚げ	味付け缶詰　佃煮
卵類	鶏卵　うずら 魚卵全般（いくら　たらこなど）			
豆類	ゆで大豆　豆腐　厚揚げ 高野豆腐　がんもどき　無調整豆乳 油揚げ　ゆば　納豆　枝豆　大豆粉	おから 大豆以外の豆	きなこ　炒り大豆 小豆	調整豆乳
油類	エキストラバージンオリーブオイル 魚の油（刺身）　バター エキストラバージンココナッツオイル	牛脂　ラード 菜種油　ごま油 キャノーラ油		マーガリン ショートニング サラダ油　揚げ物のお惣菜
乳製品	バター		生クリーム	チーズ　牛乳　ヨーグルト
野菜	緑黄色野菜の緑の濃いもの （小松菜　ほうれん草　いんげん にら　ピーマン　アスパラガス ブロッコリー　オクラ　チンゲ イサイ　春菊　豆苗など） スプラウト	淡色野菜（白菜　レタス キャベツ　キュウリ　なすなど） こんにゃく　しらたき トマト　かぼちゃ　ニンジン 根菜類（大根　れんこん ごぼうなど）	イモ類 （じゃがいも さつまいも　里芋 山芋など） フルーツトマト 糖度の高い野菜	ドライトマト
キノコ	キノコ全般			
海藻	海藻全般　寒天　ところてん			味付け海苔　佃煮
種実類	アーモンド　くるみ ごま　松の実	マカデミアナッツ	カシューナッツ　ピーナッツ ピスタチオ　栗　銀杏	甘栗　ピーナッツバター
果物	アボカド	国産の昔ながらの旬の果物	糖度の高い果物	ドライフルーツ　缶詰類　ジャム
穀物			ひえ　あわ　きび ハト麦　そば（十割） そば粉　キヌア アマサランス　くず粉 片栗粉　白米 ビーフン　餅　米粉	小麦粉　パン　玄米　春雨 餃子の皮　大麦（押し麦　もち 麦など）ライ麦　グラノーラ コーンフレーク　とうもろこし 麺（うどん　ラーメン　パスタ 焼きそばなど）
甘味料	ラカントS ® エリスリトール	オリゴ糖	きび砂糖　はちみつ メープルシロップ 人工甘味料	白砂糖 果糖ブドウ糖液 ブドウ糖果糖液
調味料	マヨネーズ（砂糖の入っていないもの） 塩　味噌（白みそ以外） 醤油（砂糖の入っていないもの） 酢　スパイス各種（カレー粉含む）	ポン酢 麹	ソース　ケチャップなど 白みそ　ドレッシング 焼き肉のたれ　みりん 甘酢　コンソメの素 出汁の素　鶏ガラスープの素	ノンオイルドレッシング カレールウ
嗜好品 その他	そば茶　ハト麦茶 ハーブティー デカフェのコーヒーや紅茶	焼酎 ウィスキーなどの 蒸留酒 ワイン（辛口のもの）	添加物の入っていない 高いお菓子 緑茶　中国茶　紅茶 日本酒　純ココア コーヒー（ストレート） 糖質ゼロアルコール	安いお菓子　スナック菓子 米菓子　野菜ジュース スムージー　麦茶　梅酒　ビール 糖質ゼロビール　甘いカクテル 食品添加物の多いもの 清涼飲料水　スポーツドリンク

＊商品によって違いますから、必ず成分表示で糖質量・食品添加物を確認しましょう。
糖質量だけではなく、食品添加物・食物アレルギーなどの観点から総合的に判断しています。

第4章

皮膚科医から見た やってはいけないスキンケア

――これが正しい化粧品の使い方とお手入れの仕方です

攻撃しない！　させない！　守り抜く！

赤いお肉で内側からの「美肌」づくりを始めたら、外側からのケアも大事です。でも大丈夫。難しいことはありません。シンプル・イズ・ベスト。攻撃しない！　させない！　守り抜く！　の3点セットだけ覚えればＯＫです！

これは、乾燥肌、混合肌、脂性肌といった肌質には関係なく、基本的には共通のスキンケアです（もちろん、個々に違うこともありますが）。

皮膚は、外からの刺激（紫外線・空気中のホコリやバイ菌・化粧品・触ることなど）に耐えられるように、何重にもバリアが張られています。

その大切なバリアを壊しているのは、いったい誰でしょう？

誰かがいきなり、わーっ！　と襲いかかって、あなたの顔を乱暴にいじり倒していくのではありません。エステや悪徳クリニックでおかしなことをされた場合も、そこを選んでお願いしたのは、あなたです。あなたの肌を攻撃しているのは、残念ながら……他ならぬあなたなのです。あなたの肌を触るのは、あなたしかいないのですから。ありとあらゆる攻撃を受けて、爆撃後の焼け野原のようになった肌であったとしても、栄養さえ足りていれば、攻撃がやんだのであれば、放っておいても復興再建が進みます。そこは体のほうでうまくやってくれますから、あなたは自分の体を信じて、自分への攻撃を今すぐやめましょう！

さて、4章は3つのパートに分けました。

パート1は「やってはいけないスキンケア」。あなたがこれまで「正しい」と信じてきた、さまざまなスキンケアをやめることになりますから、「ほんとにやめちゃって大丈夫？」と、ちょっと不安になるかもしれませんが、ついてきてください！

パート2は、「皮膚科医が教える、正しいスキンケア」。自分のお肌をダメにしてしまうスキンケアを知ったあとは、実践編。「ああ、こんなに楽でよかったのか」と知っていただきたいです。

パート3は「紫外線対策」です。

part 1

やってはいけないスキンケア
――肌にストレスを与えない

さて、気づかず自分自身にやってしまっている爆撃……こんなにあります。

1 顔に触れるのはストレスです

洗顔も化粧品も使わずに毎日過ごせたら、楽チンですよね。でも、今の世の中、綺麗でいたい女性が、顔を触らないことには暮らしていけません。

肌にしてみれば、「触られる」＝「ストレス」です。小さい動物や虫を、いつも突ついたりしていれば弱って死んでしまうでしょう？　肌もそれと同じです。

ですから、顔に触るのは必要最低限にしましょう。触るデメリットを上回るメリットがある、という時だけ！　具体的には、洗顔・保湿・日焼け止め・ファンデーションなどのメイクをする時のみです。それ以外は、触らない！　触らせない！

今使っている化粧品、何度もたくさん顔を触っていますが、本当に全部必要でしょうか？　わからない時は、まずやめてみましょう。止めても困らなかったら、それはいらないってことです。必要ないことはやめてしまいましょう。

↓

ポイント　顔を触る時間・回数は最小限に！

2 こする・引っ張る・押す・叩く・すり込む…

まず、一切の刺激と摩擦《まさつ》をやめましょう！

自覚はなくても無意識にしている方がとても多いです。思い当たりませんか？

●こすらない！　引っ張らない！

洗顔やタオルで拭《ふ》く時、何かを塗る時、お鍋のおコゲを取るように、ゴシゴシとこすっていませんか？　お肌は鉄ではありません。女性のお肌はとてもデリケートです。

洗顔する時や化粧品を塗る時に、ぐぐい～っと上に引っ張っていませんか？

引っ張るということは、その部分をこすっていることと同じ。伸びてたるみますよ。

●押さない（凹ませない）

肌を触る時に、顔が変形するまで凹ませて、ぐい～ぐい～と押している方はとても多いです。これもこすっていることと同じです。

●パッティングしない！　叩かない！

コットンを使ったり、手で叩いたり……。その後、お肌は赤くなっているでしょう？

お肌が「もうやめて!!!」と叫んでいる証拠です。

●すり込まない！

良かれと思って、何でもぐりぐりすり込んでいませんか？　すり込むことで、皮膚に摩擦と刺激を与えて傷めつけているだけです。今すぐやめましょう！

これ全部、赤ちゃんにはやらないですよね？　どうして？　だって、お肌に悪そうだから。じゃあ、あなたの肌にもやったらいけませんよね。

顔に触る時は、赤ちゃんに触れるように、優し～く、そ～っと肌に触るという意識を持ってください。何かを塗る時は、皮膚の上にのせるだけです。肌を凹ませないようにサ～ッと撫《な》でたり、ス～ッとなじませるだけです。

自分のしていることが大丈夫なのか迷ったら、「赤ちゃんにするかな？」と考えると、おのずと答えが出てきます。

↓

ポイント　赤ちゃんに対してしないことは、自分の顔にも絶対にしない！

コラム

化粧品で肌のバリア機能を壊していませんか？

ほとんどの化粧品は、水と油でできています。しかし水と油は混ざりませんから、水と油を混ぜ合わせる作用（界面活性作用）のある合成の界面活性剤が入っています。

合成界面活性剤は、化粧品の成分を肌に浸透させる作用もします。といっても、それは肌のバリア機能を壊して、皮膚の内部に染み込ませていくのですから、肌にとって良いことではありません。

「敏感肌用」、あるいはクリニック専売の化粧品などは、「合成界面活性剤」の中でも比較的、肌への刺激が少ない「乳化剤」というものを使っていますが、それでも「界面活性作用」はあります。

女性にとって化粧品はある程度必要でしょうから、どれでも「界面活性剤」が入っているのなら、少しでも刺激の少ないものを使うことをオススメします。

安全性のデータがきちんと出ているものも販売されています。どれを選べばいいのかわからないときは、皮膚科を受診して相談するのもひとつの方法です。

3 マッサージでシミになる？

顔筋のマッサージ、流行りましたね。まだやっている方もいますか？

これは、こすり倒しですね……。私のクリニックにも、顔筋のマッサージをして肝斑がよけい濃くなった、たるみがひどくなったという患者さんが大勢受診されました。

ほんとに、被害者続出だったのです。実は顔の構造はとっても複雑。つくりをわかっていない人がやると、百害あって一利なし、なんです。

むくみは一瞬取れても、すぐにまたむくみます。デメリット勝ちすぎです……。

↓

ポイント **顔のマッサージはやらない！**

4 コットンやティッシュも刺激です

コットンやティッシュは、皮膚科医に言わせたら、「顕微鏡で見ると金属たわしと同じ」です。そういうものでお肌を「拭く・こする・あてる」のは、金属たわしでゴシゴシこすっていることと同じで、お肌はキズだらけになります。

赤ちゃんに、コットンやティッシュを使って塗る、ということはしないでしょう？

ついでに言うと、マスクも要注意。どんなにいいマスクでも、顔は必ず動きますから、そのたびに肌がこすれます。お仕事やインフルエンザ・花粉症対策など、マスクが必要な場合は仕方ありませんが、それ以外はやめておきましょう。
皮膚には、皮膚以外のものをなるべく触れさせない！

↓ポイント **ティッシュやコットンは使わない！**

5 拭き取り化粧品で何を拭き取っているのですか？

拭き取り化粧品ってコットンを使いますよね。しかも、ピーリング成分やアルコールなどが加えられたものが多く、刺激のダブルパンチです。すぐにやめましょう。

↓ポイント **拭き取り化粧品は使わない！**

6 フェイシャルエステの落とし穴

昔のエステは、そ〜っと肌に触れてくれたものです。気持ちよすぎて寝てしまうくらい、まさに「癒し」の時間と空間でした。
ところが、ケミカルピーリングが流行り出した頃から、エステでもきつい成分を塗りこんで、さらに顔筋マッサージなどでこすり倒される方も増えてしまいました。

エステは、医療ではないですから、ニキビやシミ・たるみを治すことはできません。

ましてや、エステティシャンは医師ではありませんから、触ってはいけない肝斑などのシミ、炎症性のニキビ、湿疹皮膚炎、皮膚ガンなど、わかるわけがありません。

エステの役割は、癒しとリラクゼーションだと私は考えます。医療とは違うのです。

体や手、脚などのオイルマッサージは気持ちがいいし、リフレッシュには最高ですから、顔以外であれば時々するのはオススメです。

↓

ポイント **エステで顔は触らせない！**

7 美顔器・スチーマー・ローラーって…？

顔に蒸気をあてるスチーマー、イオン導入や超音波、電気刺激などによる美顔器。はたまた、ローラーや押す棒のような器機、多種多様の美容器具が市販されています。

誰でも買えて危なくない、ということは、つまり「効かない」ということです。

どの商品もそうですが、パッケージや説明書に、「シミが消える」「シワが消える」「たるみを改善させる」とは書いてありません。

こういう商品も、やればやるほどいいと勘違いしがちで、延々とこすり倒すので、赤くなって、肝斑やたるみの原因にも……。手でやるマッサージと違って、器具を使うと、もっと力を入れやすくなるので最悪です。

説明書をもう一度よく読んで、市販のものに効果を求めるのはやめましょう。

↓

ポイント　美顔器は使わない！

8 クレンジングは必要じゃないの…？

「クレンジング」というのは、クレンジングオイル・ミルク・ジェル、クリーム、洗顔フォーム、洗顔石けんなど、あらゆる「洗顔するときに使う洗顔料」「汚れを落とすもの」です。

それら全てに「合成界面活性剤」という洗剤と同じ成分がたっぷりと入っています。

この合成界面活性剤が、汚れを取るだけでなく、皮膚のバリア機能まで破壊してしまうことが多々あります。朝晩使っていくことで、お肌は徐々に破壊されていきます。

ほとんどの方はクレンジングはしっかりしないといけないと刷り込まれているから、皆さん念入りに、「合成界面活性剤」でマッサージをされます……。最悪です。

お肌が傷んでいたり、トラブルのある人に一番効く治療法は、実は薬ではなくて、「クレンジングや洗顔フォームの使用をやめる」ことです。そうすれば、皮膚の破壊をかなり食い止めることができます。

↓

ポイント **クレンジングは使わない！**

9 ピーリングやスクラブ洗顔について

ピーリング「ｐｅｅｌｉｎｇ」＝「皮むき・はげる・はがれる」という意味です。器具やスクラブ剤などを使って物理的にはいだり、「ケミカルピーリング」と言って薬液を使ってはがしたりします。ケミカルピーリングは、皮膚が溶けるような感じで、スクラブ洗顔は、無理やりこすり落とす感じです。

スクラブの種類はいろいろありますが、顕微鏡レベルで言うと、砂のようなもので肌をこするわけですから、無理やり角質をはがし、お肌に炎症が起こりやすくなります。

同じピーリングをするなら、力づくではがすスクラブではなく、ケミカルのほうが私はいいと思いますが、どちらにしても角質をはがし、バリア機能が弱くなります。

角質をはがしたり、薄くすることで、新しい皮膚をつくるスイッチが入るわけですが、体に新しい皮膚の栄養になるものが入ってきていないとつくれません。本当にただ壊しただけです。そのせいで、よけいにお肌は調子が悪くなることもありますから、誰でもやっていいというものではありません。

「効く」ということには、必ずデメリットがあります。市販のものでも、使い方を間違えれば副作用は出ます。専門の医師に診てもらった上でやるのはいいと思いますが、市販のもので自分でやるのは医師としてはオススメしません。

↓

ポイント　ピーリングは安易にやらない！

10 「高機能」化粧品の効果のほど

毎日のように流れる化粧品のテレビCMや女性誌、ネット上に氾濫する化粧品情報。その中でも昔にはなかった「高機能化粧品」。お値段は非常に高く、ひとつで何万円もするものもあります！！

一部の高機能化粧品は、医薬品やクリニック専売化粧品ほどまでにはいかなくても、そう悪くないものはあると思います。副作用もほとんど起こらない分、ゆっくりですが、「少し良くなった気がする」と思えるような商品が市販でも売っています。

ですが、1個に何万円も出すのであれば、クリニックでレーザーなどの美容医療をするほうが効果は確実です。高機能化粧品か美容医療か、どちらを選ぶかは、その方の価値観や考え方によりますが、言えるのは、市販の化粧品にあまり期待しないほうがいい、ということです。もちろん、医療と同じ効果が出せるわけがありません。

誇大広告を信じて、「シミが消える」「シワ・たるみが消える」と思って高機能化粧品を使っている方は多いと思いますが、「消える」とも「効く」ともどこにも書いてありません。パッケージをもう一度よ～く見てください。ごく一部の商品に、一歩踏み込んだ表現もありますが、それは珍しいケースでしょう（一部薬事法違反のものもあります）。確かに表示されていることについては期待してもいいですが、あくまで皆さんが信じている「効果」は、広告戦略に乗せられてつくり上げられたイメージです。また、自分の過大な期待がそれに拍車をかけてしまっています。

そもそも誰でも買える化粧品に、そこまで期待するほうが間違っているのです。「効く」なら、軽微であったとしても必ず「副作用」があります。そんな「副作用」

のあるものは、危ないですから「化粧品」として売ってはいけないはずです。「効果」がないとバレると困るので、ピーリング作用のある成分を混ぜて、少し肌をツルツルにしたり、少しクスミを取ってごまかし、「ちょっといいのかな？　続けていれば、もっと効くのかな？」と錯覚させるようなものも多いです。

害が出なければいいのですが、ピーリングでバリア機能を壊し、さらにもっとより効かせようとこすりこんだり、大量に使ったりと、結構皆さんやってしまいますから、本来起こらないはずの副作用までが起きてしまうこともあります。

「シミ」や「シワ」だけでなく、「ニキビ」「毛穴」でもなんでも、つい買ってしまいたくなるようなキャッチコピーが書いてあったら、まずは確認しましょう。

10のオマケ　ホントはオススメできない化粧品

ドクターズコスメ、敏感肌用、オーガニックや自然派化粧品――どれも流行りの化粧品ですが、企業の宣伝を全く疑いもせずに信じてしまうことのないようにしましょう。仮に、すごく売れているとネットの口コミサイトや企業のＨＰに書いてあり、話題になっている商品があったとしても、本当に売れているかどうかも確認が取れません。

いわゆる「ドクターズコスメ」は、医師がつくったから安全安心だし、なにか「効きそう」と思いがちですが、それはあくまでも一方的なイメージに過ぎません。

そもそも、いったいどこのどんな医師がどのように関わってつくった化粧品なのでしょう？　実体のない「ドクターズコスメ」を安易に購入する方がとても多いのは本当に残念なことです。

名義貸しでもなく、医師が本当に開発に関わって監修がきちんとされている商品であれば、「ドクターズコスメ」と呼んでいいと思います。きちんと確認しましょう！

それでも、あなたの肌に合うかどうかは別の話です。

「敏感肌用」「赤ちゃんにも使える」と謳《うた》っている化粧品も、その商品を皮膚科医が監修しているとは限りません。メーカーが勝手に言っているだけの商品もあります。

「無添加」と謳ったものも多く見かけますが、添加物のない化粧品なんて、ほとんど存在しません。添加物がないと化粧品はつくれないのです。着色料や香料は入っていないけれど、防腐剤やアルコールはたっぷりと入っている商品も、平気で「敏感肌用」として売られています。メーカーに確認しましょう。

「自然派化粧品」「オーガニック化粧品」というのは、すべて天然成分でできていて、化学成分が全く入っていない、だから肌に優しい、と思っていませんか？

しかし実際は、そういう化粧品の全成分表示を見ればわかるとおり、化学薬品がたくさん使われています。ごくわずかに植物などのエキスなどを混ぜているに過ぎません。成分表示を見ると、添加物の数にびっくりします。

また、オーガニックかどうかにかかわらず、その成分が天然に近ければ近いほど、皮膚には刺激になることも多いのです。「天然だから肌に優しい」というのは、幻想です。普通にかぶれることも多いですし、むしろ合成成分のほうが優しい場合もあります。

こうした情報をブログに書くと、「全然知らなかった！」と、大反響がありました。

感激してお礼の電話やお手紙を送ってくださったり、ご自身のブログに私のブログから引用して、情報を広めてくださっている方もいらっしゃいます。

企業の一方的な宣伝広告だけではなく、反対意見の情報も得て、両方のメリットデメリットを知った上で、自分にとって必要なものを選んでほしいです。

日本女性のお肌のために、現状を少しでも良い方向に変えていきたいと思っています。

第4章パート1のポイントまとめ

- 肌は絶対にこすらない！
- 一切の刺激と摩擦をやめましょう！
- 過保護にする必要はありませんが、赤ちゃんにしないことは自分の顔にもしない！ 赤ちゃんに触るように触りましょう！
- 化粧品に、大きな期待をしない！

市販で売っているものの中で、必要な基礎化粧品というのは、私は、シンプルに、「無添加石けん（＋椿油）」「保湿剤」と「日焼け止め」だけだと思っています。

市販の化粧品の目的は、「健康な肌を維持する、邪魔をしないで綺麗に見せる（ファンデなどのメイクで）手助けをする」ことだと私は考えます。

それ以上のスペシャルケアを自宅でしたい場合は、病院でご相談されて、医薬品やクリニック専売化粧品を診てもらった上で購入されるのが、一番確実だと思います。

化粧品は、あくまでも化粧品です。医療とは違うのです。過大な期待はやめましょう。

コラム

「化粧品の呪縛」はおそろしい

正しいスキンケアと栄養療法は最強だと思うのですが、なかなか思うようにいかないこともあります。

化粧品やエステの広告はどんどんエスカレートし、また、ネットによって、企業側にとって都合のいい情報を信じてしまう人が激増中です。薬事法違反にならない程度の巧妙な宣伝を繰り広げ、消費者の購買を煽《あお》っているのです。

あなたも、「○○第1位！」「○○万個突破！」とあると、つい買いませんか？

効果のほどが実証されていない化粧品を何種類も肌に塗りこめ、エステでピーリングをし、さらには顔筋マッサージと称して顔を触り倒し、こすりまくる――そんなことをして、もうお肌はボロボロになっているというのに、まだ新しいものを探し求める……。日本女性は、ほんとに化粧品が大好きです。化粧品と「お手入れ」で、どんどん綺麗になると刷り込まれていることが、悪循環の諸悪の根源なのですが……。

そのため、世界一の敏感肌（!?）になってしまい、化粧品に負けてしまう、結構時間とお金をかけているのに全然肌が綺麗にならないという方が、この10年で急増です。

診察で、刺激を起こしている化粧品（ほとんどが「高機能化粧品」）をやめるようにアドバイスしても、「もったいないから、使い切ろうと思って……」、「化粧水ならいいかな、と思って」とやめてもらう説得に一苦労……ということが、よくあります。数千円で買った化粧品のせいで起きたトラブルを治すために（しかもその原因をやめずに）、何万円もするレーザーで治療を受けようとする……なんて本末転倒ですよね。どんなに高かった化粧品であっても、顔に塗ったらダメなものはダメなのです。

part 2

皮膚科医が教える正しいスキンケア
——乾燥させない！

皮膚科医がすすめる、石けん洗顔法

肌にトラブルがあるときは、合成界面活性剤が入っている「化粧品」の使用をすべてをやめることが一番ですが、「化粧品を全部やめてください」と言ったところで、女性はなかなかできるものではありませんよね。保湿や日焼け止めをしないことには我慢ができても、ファンデーションなどのメイク用品なしで仕事や学校に行くなんて考えられない！　という方がほとんどでしょう。

では、これならいかがですか？

「メイクはしてもいいから、クレンジングだけはやめてください」

「クレンジングを使わないなら、一体何で顔を洗えばいいんですか？　水だけではメイクは落ちないですよね？　落とさなくてもいいんですか？」と必ず聞かれます。お化粧をする以上、なにかで落とさないといけませんよね。

私がおすすめしている洗顔料は、昔ながらの無添加石けん（純石けん）です。日焼け止めでもファンデーションでも、これで1回洗うだけで落とすことができます（アイメイクは落とせません）。

含まれているのは、昔ながらの油とアルカリだけで作った「界面活性剤」です。その成分は、動物や植物の油に、苛性ソーダ（水酸化ナトリウム）、もしくは水酸化カリウムというアルカリを加えただけというシンプルなもので、汚れを落とす成分は、脂肪酸ナトリウム・脂肪酸カリウムのみです。他の添加物は何も入っていません。下水に流しても、微生物が処理できるので、地球にもやさしいと言えます。

無添加石けんは、皮脂膜は一時的に取ってしまいますが、皮膚のバリア機能まで壊すことはありません。無添加石けんがひとつあると、顔だけでなく手も体も髪の毛でもどこでも洗えますし、皮脂汚れを取りたい時には、赤ちゃんでもお年寄りでも安心して使えるので、大変便利です。

安さも大きな魅力です。安い＝安物なのではなく、余計なものを加えていない昔からのシンプルなつくりなので安いのです。

無添加石けんは肌への刺激が少ないとはいえ、日焼け止めやファンデーションを落とせるくらいですから、かなりの洗浄力と脱脂力があります。朝の洗顔後に、顔が乾燥する方は、水（お湯）だけでの洗顔をおすすめします。

乾燥している肌は、皮脂膜をはじめとする皮膚の保湿成分が足りていないので、わざわざ石けんを使って皮脂膜まで落とす必要はありません。水（お湯）で洗うだけでも、汚れ（余分な酸化した皮脂、汗、ホコリなど）を落とせます。

水（お湯）では落ちないから、石けんを使うわけです。水で落ちるのなら、いくら無添加石けんでも必要ありません。

脂性の人で、朝の洗顔などに水（お湯）だけでは、ぬるぬるして気持ち悪い、という人は、その部分だけ石けんを使うといいですよ。

洗顔は、朝晩2回で充分です。化粧品も塗っていなくて乾燥しているのなら、水洗顔すらいらないこともあります。

石けんでつっぱる方にオススメ！　椿油

石けんで洗ったあとはかなりつっぱる、乾燥する、ひりひりする、という人は、実は栄養欠損がかなりひどくて、皮膚のバリア機能、保湿機能が全く追いついていないのです（洗い方が悪いこともありますが）。栄養不足を改善するために、お肉を食べて栄養が回ってくるのを待っている間もお化粧はするわけですから、何らかの方法でメイクや汚れを落とさないといけません。

こういう場合におすすめしているのが、大島椿株式会社が販売している椿油です。合成界面活性剤が山ほど入ったクレンジングオイルとは違って、全くの無添加、椿油100％の混ぜ物なしの油です。

椿油は皮脂と非常に似ているので、皮膚への刺激がほとんどありません。また、日本では古くから馴染みのあるものですから、数ある油の中で、日本人に最も合っている油のひとつだと思います。
大島椿という会社は、食べ物としても使うことのできる椿油を化粧品として販売するにあたり、第三者機関に分析を依頼して検査確認をしていますので、皮膚に塗ることで食物アレルギーになるおそれもありません。（詳細は、196ページの【コラム】食べ物は肌に塗らない！ 参照）
大島椿の椿油は、ドラッグストアで売っているものも、クリニック・調剤薬局専売品のものも、安心して使うことができます。

さて、その使い方です。

まずは、油を手指に取って顔全体に塗ってなじませると、化粧品が油に溶けてきますから、その油を無添加石けんで落とすようにしてください（ティッシュオフはしないでください）。アイメイクも、カバー力の強いファンデーションも、ウォータープルーフの日焼け止めも、何でも落ちます。

これでも落ちないのであれば、よほど変わった成分が入っている化粧品なのか、洗い方が悪いのか、どちらかか両方かです。ちゃんと洗っているのに、石けんと油で落ちないような化粧品は、使うのをやめておきましょう。

洗顔に用いるのは無添加石けんと椿油だけ。これで、ほとんどの人は、洗顔のトラブルがなくなり、お肌もそれだけで結構綺麗になり、元気に復活してくるものです。

ただ、ごく稀に、これでもまだひりひりする、乾燥するという、ひどい栄養状態の方がいて、そういう方には、脱脂力・洗浄力ともに落ちるけれども、肌への刺激は極めて少ない石けんを勧めることがあります。敏感肌・乾燥肌・アトピーの人などで、安全性が確認された石けんがあります。

しかし、石けんはもともとアルカリ性です。それを刺激が少ないようにと、お肌と同じ弱酸性にする場合には、本来であれば不要な添加物が入っています。その添加物も、皮膚になるべく負担をかけないものが選ばれているはずですから、もちろんダメではないのですが、無添加石けんに比べてお値段が高くなってしまいますし、いくら刺激が少ないとは言っても、添加物との相性もあります。

早くお肌への栄養補充をして、自前の成分で間に合うようにすれば、洗顔にかける費用をぐんと減らすことができますね。

1 石けん洗顔

洗顔は基本すべて無添加石けん・純石けん（成分に「石けん素地」「石けん素地、水」と書いてあるもの）のみでOK（朝はお湯や水のみでもOK）。洗い方の注意点です。

①顔をぬるま湯（水）で洗う（水をかけて濡らすだけ）。
②石けんを泡立てネットを使ってたっぷりと泡立てる。
③顔に泡をたっぷりとのせて、両手指全体で押さないように、両手指全体を左右上下に顔にそわせて動かすだけです（決して、こすらないように！　でも、お肌には触りましょう。でないと汚れとなじみません。長くても1分くらいで）。
④ぬるま湯（水）をかける（純石けんは、泡がなければすすぎ完了。くれぐれもしごかないように！）。
⑤タオルをふんわりのせて水分をとる（ゴシゴシしないでね！）。
＊ちゃんと洗ったのに、万が一化粧が残っていても、翌朝の洗顔の時には取れていますから、放っておいてかまいません。

石けん洗顔

① ぬるま湯か水でぬらす

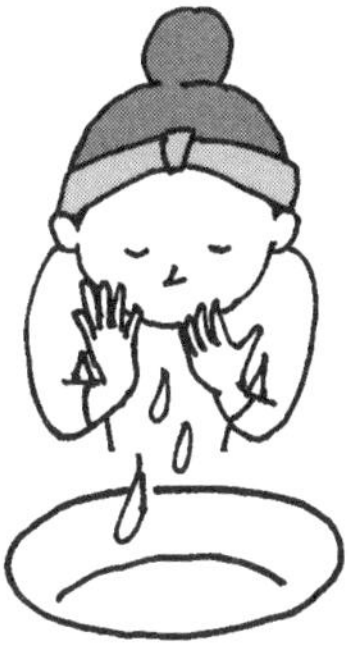

② 石けんを泡立てる

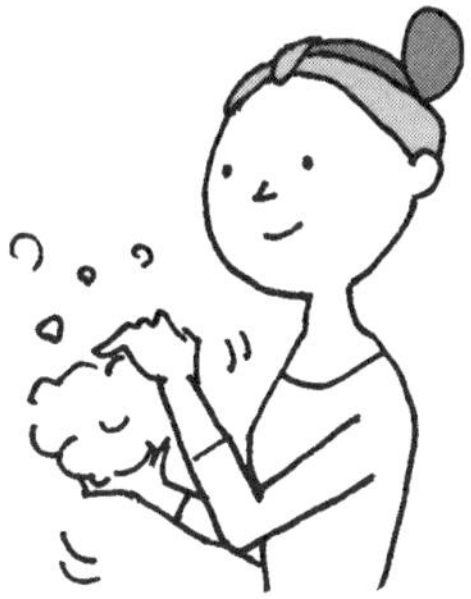

③ 両手指全体で泡を動かす。
左右上下に

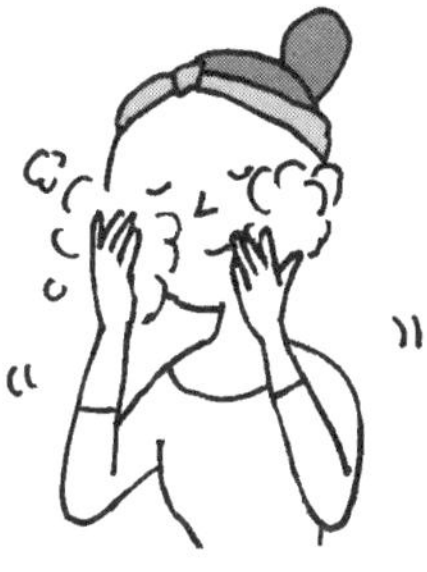

④ ぬるま湯か水ですすぐ

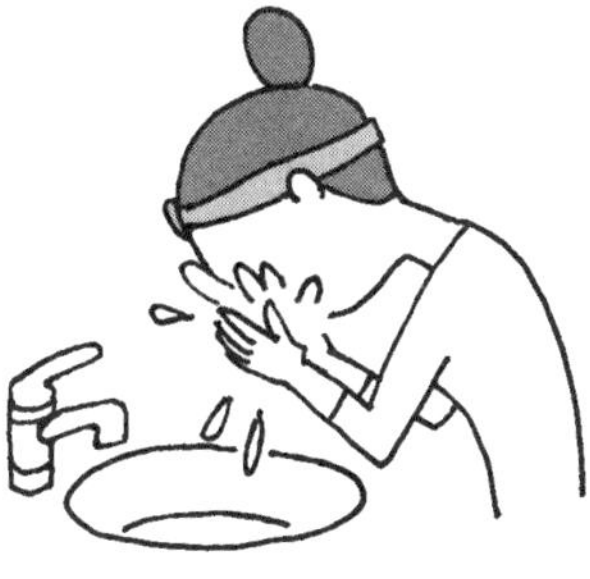

⑤ タオルで
ふんわり水をとる

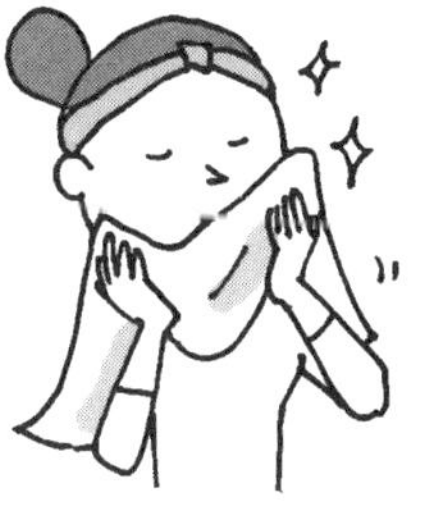

❷ 椿油洗顔

顔がつっぱる方、アイメイクなど落ちにくい化粧品を使用した場合の洗顔。

① 手指にたっぷりと椿油を取って、顔全体に滑らすようにのせます（目の中に油が入らないように気を付けて）。

② 両手指全体を、顔を撫でるように滑らせます。くれぐれも凸むほど押さないように。落ちにくい場合は、そのまましばらく置いておいてＯＫ（その間、食事したり、入浴したり）。メイクがある程度浮いてくるのを待ちます。

③ 石けん洗顔の②以下同じ。

クレンジングにも保湿にも使える油

顔に油をなじませたあと、石けんで1回洗っただけでは、まだ油が落ちていないようで気持ちが悪い、という方も時々いらっしゃいますが、気にしなくてＯＫです。

もともとが脂性の人は、石けんで2度洗いしてもかまいませんが、ほとんどの女性

椿油洗顔

①たっぷり手にとり

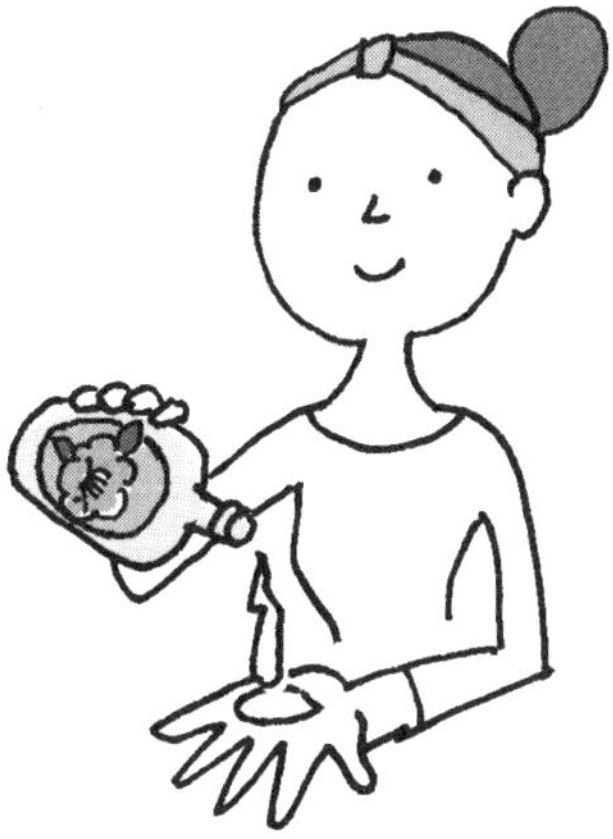

②顔全体にのせて
なでるように滑らせる

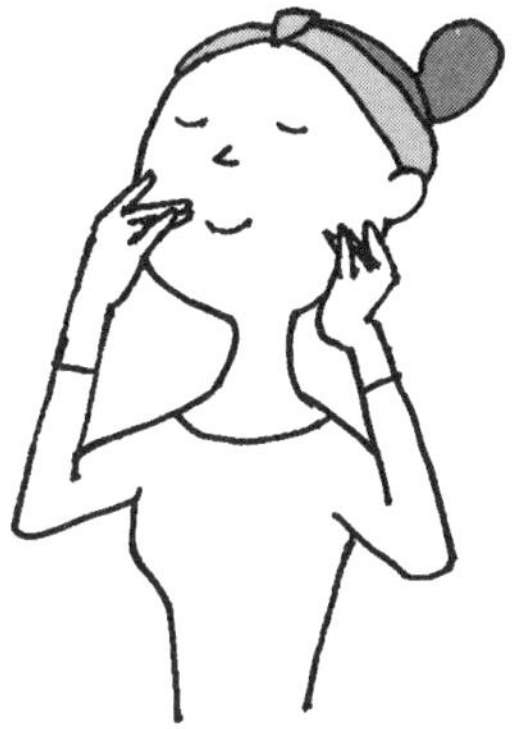

③落ちにくいメイクのときは
椿油をつけたまま入浴してもOK

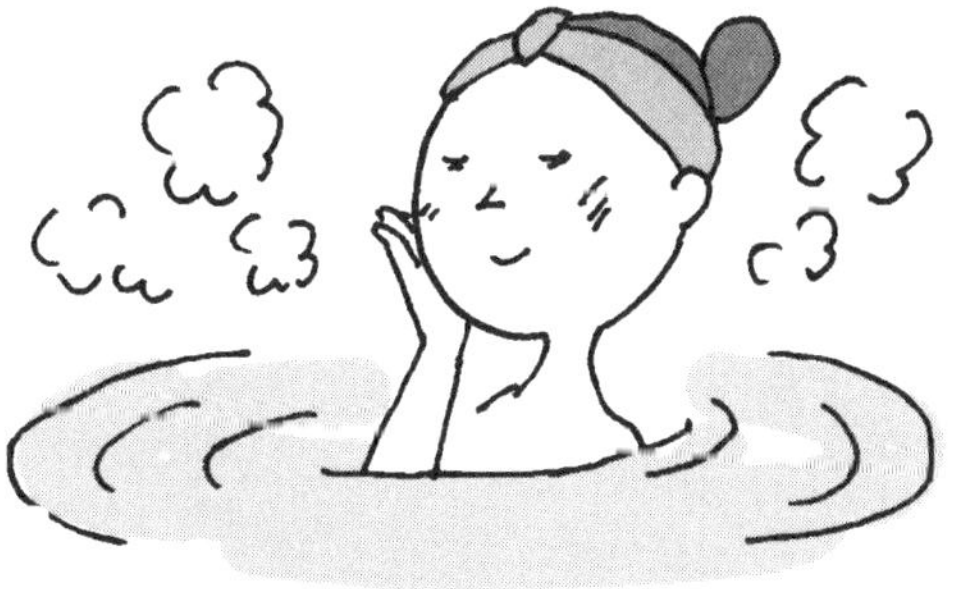

は乾燥肌、もしくは混合肌です。混合肌というのは、保水力の決め手のセラミドやNMFはないけれど、皮脂ならまだ出せる、せめて皮脂だけでも出している、というタイプの肌です。乾燥腹の方は皮脂も出せていないのです。乾燥肌や混合肌の人が、2度も石けんで洗うと、洗いすぎになってしまいます。

石けんで洗った後のしっとり感は、確かに油の成分によるものですが、椿油はお肌の保湿化粧品としても使えますので、そのまま放っておいてかまいません。あとで保湿をする手間が省けるので、一石二鳥です。

さて、油の最大の欠点は、空気に触れて酸化すること。酸化した油のことを「過酸化脂質」といい、これが皮膚に炎症を起こすことがあります。

そのため、油の使用をあまりおすすめできない場合もあるのですが、大島椿「アトピコ　スキンヘルスケア」シリーズの「オイルD」は、ドラッグストアで販売されている他の油よりも酸化しにくく、また皮脂よりも過酸化脂質をつくりにくいというデータがあり、皮脂よりも刺激がないとも言えます。これなら安心して保湿化粧品として使うことができます。

単にクレンジング代わりに使うのであれば、市販の安いほうの椿油で十分だと思います。クレンジング用に普通の椿油を、保湿用に「オイルD」を、というように使い分けをするのもよい方法です。

自分にあった「保湿」をしよう

「赤いお肉」をたくさん食べていれば、本来なら体がちゃんと皮膚の水分を自力で保ってくれて、皮膚のバリアの傷んだ所があってもすぐに治してくれるのですが、相変わらず皮膚への攻撃が続き、なおかつ栄養も足りていないとなると、バリアの修復はなかなか進みませんし、保水力も保てません。

皮膚への攻撃をやめてバリアの復興再建のための物資（栄養）が届くのをじっと待つ、というのもひとつの方法ですが、待っている間も、外から紫外線やホコリ・花粉・バイ菌などの異物が降り掛かってきます。

度重なる攻撃によって、家の屋根の瓦《かわら》が飛ばされてしまいます。瓦が飛ばされて、小さい穴、大きい穴が空くときもあります。穴だらけの無惨な状態の肌になっていると、ホコリでもゴミでも紫外線でも容赦なく入ってきます。そして、内側の水分はどんどん蒸発していきます。

そこで、せめて防護シートで屋根を覆って雨露をしのぎ、紫外線やゴミやホコリが入ってこないようにして、さらにその防護シートが飛んでいかないように簡易の接着剤で仮止めをしておく、というのが保湿化粧品の役割です。

保湿化粧品は、傷つき乾燥している肌に応急処置として用いる防護シートとすぐにはがせる接着剤のようなものなのです。

しかし、風が吹けばシートは飛んでいってしまうのと同じで、保湿化粧品も顔を洗えば取れてしまいます。その時、屋根の修理がきっちりと終わったように、自力で保湿成分もバリアも改善していたらいいのですが、まだ改善していないのであれば、「洗顔したら塗る」ということを繰り返さないといけません。

また、値段が高ければ質もいい、というわけではありません。安くてもいいものもあるし、高くてもダメなものもあります。

あまりに質が悪いものだと、せっかくシートを被《かぶ》せて接着剤でとめても、シートの上に載ったゴミが接着剤のついた汚れたシートごと落ちてきます。

質の良し悪しに関わりなく、あなたの肌との相性が悪い、ということもあり得ます。どんなにいいと言われている商品でも、自分に合ったものを選ばないと、結局は困るのは自分自身です。

体の栄養状態がよくなり、皮膚にも栄養を回す余裕が出てきて自ら保湿成分をつくり出して自給自足できるようになれば、洗顔後も肌が乾燥して突っ張っているという感じがしなくなるので、そうなったらもう保湿化粧品を塗る必要はなくなります。化粧品である以上、ほとんどのものに添加物は入っていますから、自前で足りている時に塗る必要はありません。

保湿化粧品の選び方

具体的にどんな基礎化粧品を選べばいいかというと――。

足りない分の保湿をして肌の乾燥を防ぐことが目的ですから、その点さえしっかりしていれば、化粧水、乳液、美容液、クリームなど、どんな形状であってもＯＫです。

化粧品は水と油でできていますが、おおざっぱに言って、水の多いほうが化粧水、油の多いほうがクリーム、その中間が乳液です。商品にもよりますが、水が多いか、油が多いかによって塗り心地が異なるだけで、中身に大きな違いはありません。

とりあえずの自給自足ができるようになるまでの応急処置ですから、メーカーの言うままに、「化粧水↓乳液↓美容液（塗る順番はメーカーによって違います）↓クリーム」と3点セット・4点セットを買って順番どおりに塗る必要はありません。保湿さえできていれば、なんでもいいのです。

化粧水だけで保湿が足りるようなら、それで終了です。化粧水を塗らずに、いきなり乳液を塗ってもいいし、いきなりクリームでもＯＫ。

足さなくても困らない、ということは、「いらない」ということです。

アトピーの患者さんに、病院用の保湿剤を処方する時も、ローションタイプか乳液状かクリームタイプか、症状と患者さんの好みで、どれか1種類のみです。同じ成分のものを形状が違うからと言って、重ねて塗ったりはしません。

化粧水を絶対に塗らないといけないという決まりはありません。水分は汗や体からも補充されますし、乳液やクリームにも水分は入っていますから、基本はそれで充分です。椿油は分解されて保湿成分のグリセリンをつくって保水してくれます。

コラム

メイクの時の注意点

基礎化粧品と同様、ファンデーションやアイメイクも、ゴシゴシこするのはやめておきましょう。

ファンデーションは、スポンジを使わないといけないものもありますが、モロモロになったスポンジだとうまくのりませんから、ついついゴシゴシこすって塗ってしまいがちです。一度使ったら、ちゃんと洗って使いましょう、2回も洗えば、スポンジはすぐに傷みますから、新しいものに変えましょう。どうしても使いたいなら安い大量パック入りを使ってどんどん変えること。スポンジにそこまでお金はかけられないというのであれば、指で塗るしかありません。というより、基本、指で！　と思ったほうがいいでしょう。

ブラシで塗るのも、す〜っと力を入れずに滑らすだけならかまいませんが、ブラシを立てて、ぐりぐりと塗る方もいます。これだとこすっていることと同じですから、やめておきましょう。できるだけスポンジやブラシは使わないことをオススメします。指に取って、顔にのせて伸ばす時に、ある程度たっぷり取らないと、摩擦が起こります。す〜っと滑らすように塗りましょう。赤ちゃんに塗るようにです。

アイメイクやチークも、ブラシでサッと一刷けするくらいなら大丈夫ですが、何度も何度もゴシゴシとブラシやスポンジで塗るとこすっていることと同じですから、気を付けましょう。

アイライナーなど、ペンシルでもリキッドでも、まぶたを引っ張っていると、まぶたがたるみますから、引っ張るようなメイクのやり方はおすすめしません。アイメイクを落とす時も、決してゴシゴシこすらずに、椿オイルにしろ、石けんにしろなじませるだけにしてください。アイメイクは落ちにくいですから、椿油を長めにおくと取れやすくなります。

まぶたは顔の中で、一番触ったらいけない場所ですから、より優しく触ってくださいね。

質のいい化粧品とは何か

保湿であれば何でもいいとは言え、条件があります。

1 自分に合ったもの
2 質のいいもの

この2つはクリアしてください。

「質のいい化粧品」について見ていきましょう。

油分が多いクリームタイプの化粧品は、伸びがよく、質感もいいので、特に乾燥肌の人に人気です。けれども本来、水と油は絶対に混ざりませんから、必ず、合成界面活性剤（乳化剤含む）が入っています。

合成界面活性剤なしのものといえば、ワセリン、油100％のもの、水、もしくは水に溶ける何かを入れた液体、です。

化粧水は、水がベースになっていて、水溶性の保湿成分を混ぜるだけなら、界面活性剤は不要です。入っていても、乳液やクリームに比べると、ごくわずかです。界面活性剤の量の問題という点では、乳液・クリーム状のものよりもいいと思います。ただ、化粧水の場合は、界面活性剤の代わりに、アルコールが入っていたり、他の添加物が入っていることもあります。また、水が多いと、腐りやすいので、防腐剤の使用量が増えている可能性があります。

化粧水だけで保湿が足りるなら、それに越したことはないと思いますが、水分は蒸発しやすく、蒸発する時に、皮膚の水分も道連れに持っていきますから、余計に乾燥してしまうことになりがちです。そうなりにくい化粧水もありますが、保湿効果を高めるために、添加物が入っているということをお忘れなく。

続いて、ワセリン。

「肌断食」のところでも触れましたが、ワセリンは、皮膚を保護するものであって、保湿はできません。ただの「フタ」です。

ある程度、保湿成分を自らつくり出せていれば、ワセリンでフタをして、蒸発しにくすることが可能です。しかし、自力ではまだ保湿ができない状態にある時は、お肌が乾いて仕方ないでしょう。ちょっと我慢しても、自給自足できるようになるまで待てるという人は、どんどんやってみてください。ワセリンは非常に安全ですから、チャレンジすることに私も大賛成です。

ワセリンは安価ですし、油と違って酸化をせず、かぶれにくいので（絶対かぶれないわけではありません）、安心して使えます。私も時々患者さんにお出しします。

ワセリンの欠点は、塗り心地の悪さです。ワセリンを塗った後に、日焼け止めやファンデーションなどを塗る場合は、重ねにくいなど、相性の悪さを感じて、ワセリンをやめてしまう人は多いのです。

ワセリンが毛穴を塞いでニキビが出ることもあります。ワセリンだけのせいかどうかはわかりませんが、ワセリンの量を減らすなり、ニキビができた部分は避けるなりしてください。

結局、何を使っても一長一短がありますから、ご本人の考え方と好みで選んでいいと思いますよ。

自力で保湿成分を出せるようにするために、栄養不足を改善する（このために、赤いお肉を食べるのです！）、そして使うなら、自分に合った質のいい化粧品を最低限に。これがお肌のための2大重要ポイントです。

クリニックや調剤薬局を上手に利用しよう

クリニック専売の保湿化粧品は、市販されているものよりも、安全テストがされていることが多いのです（すべてではありませんので、必ず確認してください）。軽いアトピーや敏感肌・赤ちゃん対応のちゃんとテスト済みの保湿剤もあります。

ただ、クリニック用だからと言って、個人個人の好みや合う合わないはありますから、そのクリニックで、ちゃんと肌を診てもらって、医師と相談しながら選ぶようにしてください。その上で、テスターを使って試す、しばらく使って様子を見る（その場合は買わないとなかなか難しいです）、何か心配なことがあれば相談する、診てもらう、といったことができる。これがクリニックで化粧品を買う際のメリットですね。

保湿化粧品を買うために、わざわざクリニックに行くのはメンドクサイ、という人は少なくないでしょう。

調剤薬局などでは、軽いアトピーや敏感肌・赤ちゃん対応のものを販売しています。安全性を確認するデータを取った上で販売されているものもありますから安心です。調剤薬局には薬剤師さんが常駐しているので、説明を聞くこともできるでしょう。

医学論文として発表された保湿剤も市販されています。探せばあるのです。しかも、老舗の大手のメーカーだったりしますから、何かあった際に問い合わせをすることのできる「お客様相談室」が整っています。

ただし、「お客様相談室」があるからといって、無条件で信じていいわけではないですので、ご注意ください（保湿化粧品に限らず、化粧品の使用によって、赤み・かゆみなどお肌に異常が生じた場合は、症状をこじらせてしまわないうちに、早めに皮膚科医に相談してください）。

昔から使われているロングセラーの化粧品で、お手頃価格、成分もシンプルで、お肌の邪魔はあまりしていない、と思える商品もあります。科学的データがなくても、長い年月を通じて、成分があまり変わっていないということは、トラブルが少ない証拠かもしれません。

購入前に全成分表示をとりあえず見るクセをつける

パート1でも書きましたが、「敏感肌用」と書かれているからと言って、そのまま信じていいわけではありませんよね。

比較的刺激が少ないとされている成分しか入っていない化粧品であっても、また大手企業の製品であっても、きちんと科学的データを取って製造販売されているということは少ないのです。皮膚科医立ち合いの下でデータを取るには、かなりお金がかかり、その費用を商品価格にある程度上乗せしないとならないですし、手間暇もとてもかかりますから、どこでもやっているわけではありません。大手でないと、コストも下げにくいでしょう。HPを見てもわからない時はメーカーに確認してみましょう。

日本では、化粧品のパッケージに全成分表示をするよう法律によって義務づけられています。消費者が購入前に中身（成分内容）を確かめられるようにするためです。食品と同じですよね。

しかしネット販売の場合は、全成分をサイトに表示する義務はない、というのが現状です。ネットがあまりに急速に普及拡大したために、法律が追いついていないのです。全成分をサイトに表示するかどうかは、各企業の判断に任されています。違法ではないからといって表示を怠っている企業もありますから、買う側が賢くなるしかないでしょう。

購入前に内容を確認することのできない商品は、まずやめておくのが無難です。

第4章パート2のポイントまとめ

- 洗顔後、乾燥していなければ、保湿はしなくもいい
- 自力で保湿できない場合は、保湿剤を使う

●保湿剤の形状は、なんでもＯＫ
●質のよいものを選ぶ
●自分に合ったものを選ぶ
●つい買ってしまいたくなるような広告に気を付けて、根拠を確認する

コラム

食べ物は肌に塗らない!

最近は、「食べられるものだから安全」「すべて食べられるものでつくっています」と、食べ物を化粧品に混ぜることが多くなり、従来では使われていなかったものまでも配合され出しました。オーガニック・自然派化粧品ブームも拍車をかけています。

実は、「経皮感作」と言って、皮膚に塗ったもので体の免疫システムが作動して食物アレルギーになることがわかりました。食物アレルギーは皮膚から起こっていると言われ出したくらいです。多くの皮膚科医は、食べ物を皮膚に塗ることに反対です。

ただのかぶれであれば、一時的なことが多く、皮膚に塗るのをやめればいいわけですが、「経皮感作」による食物アレルギーだと、皮膚の問題だけではすみません。それを一生食べられなくなることも多く、かなりのデメリットを生じます。知らずに食べて重症のアレルギー症状を引き起こすこともあります。

小麦成分の入った洗顔石けんやピーナッツオイルを肌に塗ったことで、重症の食物アレルギーが起きてしまい、一生食べることができなくなった事件は有名な話です。

すべての食べ物が、皮膚に塗ったら絶対に食物アレルギーになるわけではありませんが、皮膚のバリア機能が壊されていると異物も入りやすくなり、免疫もよけいに過敏になるので、一触即発です。

皆さんの攻撃をしまくって破壊し尽くした修復もされない皮膚だと、侵入してくるのは簡単です。そこまでいけば、いつ食物アレルギーになっても不思議ではありません。栄養が足りないせいで、免疫のコントロールも効きにくくなっているとなおさらです。

そんな危険を冒してまで、どうして皮膚に食べ物を塗るのでしょう？

化粧品に混ぜたからって、何かに効くわけでもないのに、ただのイメージだけの化粧品で、食物アレルギーになってしまったら、目も当てられません。

地球に優しくても、食べる分には良くても、人間の皮膚には全然良くないのです。

part 3

必須！ 紫外線対策——日焼けしない！

きちんと日焼け止めを塗ろう

前にもお話ししましたが、皮膚というのは体のための鎧《よろい》で、防衛の最前線です。さまざまな防衛の方法があります。皮膚全体が黒くなったり、シミもそのうちのひとつです。

簡単に言うと、黒いヘルメットを細胞にかぶせて、守らせているわけです。

シミの多い人、すぐ色黒になってしまう人、黒ずんでしまっている人というのは、体質というのもありますが、それだけ何かから攻撃されて、防御反応が発動した証なのです。それに加えて鉄も足りないのだと思います。

シミはとてもありがたいものですが、美容上、困りますよね。

また、皮膚の老化を決めるのは、2割は「自然老化」(誰でも機能が衰えていく自然な老化)、8割が「光老化」(紫外線の影響による老化)と言われています。

とりあえず簡単にできることは、いわゆる8割の「光老化」を可能な限り減らすこと。つまり、紫外線をカットすることもお肌にとってはかなり重要なのです。


紫外線カットというと、遮光《しゃこう》カーテンを引いて、一日中暗いところで過ごしたり、全身黒づくめの服で覆い、サングラスにマスクに帽子に日傘と、もう誰だかわからないような恰好で出かける人もいますが、日中は明るいところで過ごしましょう。体内時計がおかしくなり、うつ病や精神疾患にかかるリスクを上げてしまうからです。

これは、体内時計の問題だけではなく、紫外線にあまり当たらないことで、ビタミンDの皮膚でつくられる量が減ってしまうことも関係していると思われます(ビタミンD不足がうつ状態と関係があるという研究があります)。朝起きたら、窓を開けて、太陽の光を思いっきり浴びてください。窓を開けられない場合は、少なくともカーテンを開けて、明るさを感じてください。朝日のわずか数分のことでしたら、さほど気にすることはありません。

紫外線カットの方法 1 日焼け止めは季節も天気も関係なく塗る

太陽の出ている時間は、365日毎日、お天気にかかわらず、日焼け止めは必要です。曇りの日で、晴れている日の6割以上の紫外線は届いています。雨の日で、晴れの日の5分の1です。ということは、晴れの日の1分が、曇りだと1分半くらい、雨の日だと5分相当ということになります。

季節も関係ありません。冬の5分は真夏の1分と同じです。

ですから、美容上、特に気になる顔、首〜デコルテ、手の甲は、一番年齢が出るところですから、同じように塗るのがオススメです。他は服で隠しましょう。

帽子や日傘があれば、直射日光の9割以上はカットできますが、紫外線は横からも下からも跳ね返ってきます。日焼け止めも必ずしっかり併用してください。

私たちの浴びている紫外線には2種類あって、紫外線A波（UVA）と紫外線B波（UVB）です。

UVAは、皮膚の奥のコラーゲンのある真皮にまで届きます。コラーゲンの質を変えてしまうので、皮膚の弾力性が失われ、シワ・たるみの原因に。今あるシミの色をより濃くしたり、全体を黒くする働きがあり、窓ガラスも通しますし、カーテンも衣服も、特に薄い色、薄い生地も通してしまいます。日常生活でかなり浴びる紫外線です。

UVAをカットしてくれる指標は、「PA」で表示され、＋から＋＋＋＋まで4段階あります。＋が一番弱いということになります。

UVBは、真皮までは届きませんが、アウトドアで日焼けした時に、真っ赤に炎症を起こすのは、こちらです。

窓ガラスや衣服はあまり通さないため、屋外で浴びやすくなります。シミ・そばかすなどピンポイントにシミを新しくつくりやすいのが特徴です。UVBをカットしてくれる指標は、「SPF」で表示されます。最高は、50＋まであります。

屋外よりは少ないとは言え、皮膚の老化を気にするのであれば、部屋の中でも何かしら日焼け止めが必要となります。

紫外線カットの方法 2 日焼け止めはたっぷりと塗る

皆さんが塗っている量は、ＳＰＦなどの測定時の規定量の平均4分の1～2分の1というデータがあります。これでは、塗っているつもりでも効くわけがありません。保湿の化粧品はたっぷり塗るのに、日焼け止めは爪楊枝の頭くらいという方も。量が全然足らないことを化粧品メーカーは知っていますから、良心的だと、「2～3時間ごとに塗り直してください」とパッケージや注意事項に書いてくれています。

塗る時は、たっぷり顔にのせて、スーッと滑らせてください。たっぷりのせると摩擦が全然起こらないので、量の目安はスーッとこすらず伸ばせるくらいです。顔がベタベタになるのは、ちょっと我慢。たっぷり塗れば、しっかりと効くので、塗り直しの回数を減らすこともできます。そうすれば、顔を触る回数も減るので、肌への刺激も減らすことができます。

塗り方のコツ

この塗り方は保湿も日焼け止めも共通

日焼け止めの塗る量の目安

クリームタイプ

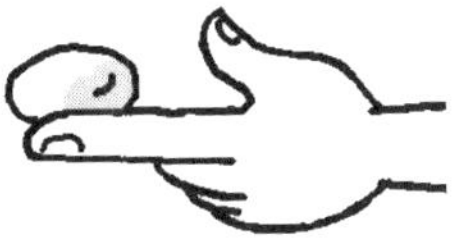

人差し指の第一関節まで
歯磨き粉みたいに
モリモリと出す！

ローションタイプ

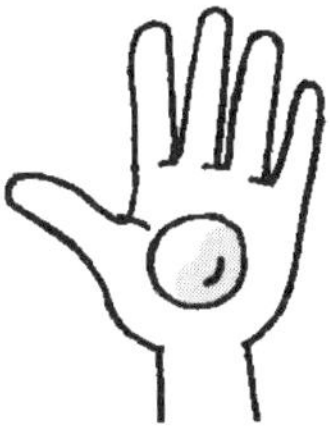

500円玉よりも大きい
円になるように

ケチるとマサツが出ます
すべりにくくなったら足しましょう

人差し指〜薬指をくっつけて（もしくは小指まで）手の平も使って、スーッと伸ばすだけ。広い面積で伸ばす
（手の平の上でくるくるなじませなくても直接指にのせて、そのまま顔につけてもOK！）

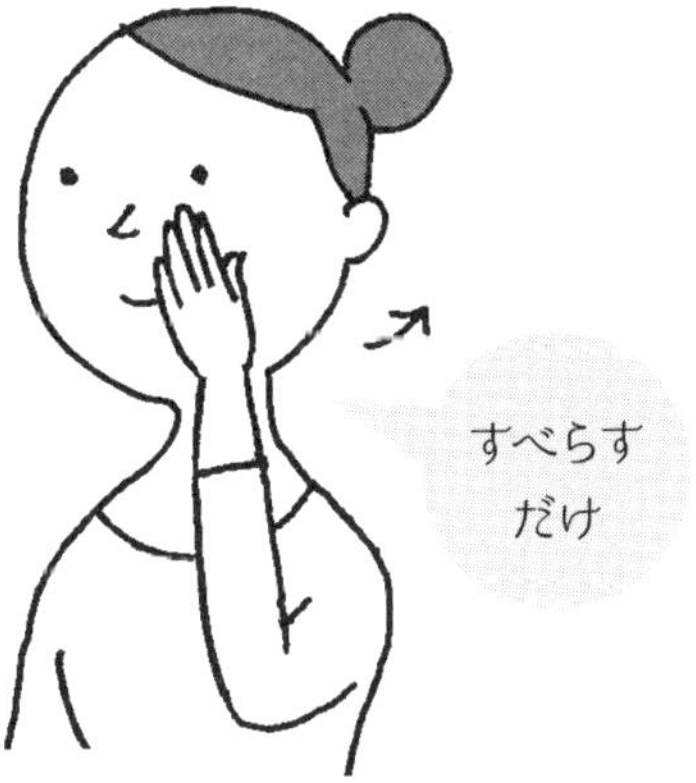

紫外線カットの方法③ 環境やTPOに合わせて塗り直しをする

SPF50の日焼け止めと聞くと、すごく強いと皆さんは思うかもしれませんが、この日焼け止め、どれくらいもつと思いますか？

理論上、直射日光で、なんとたったの約2時間です（＊関西の場合です）。

80歳までシミをつくらないでおこうと思うのであれば、日焼け止めを塗らずに、直射日光にあたっていい時間は、1日たったの約3分です。これ以上あたると、シミができるのは当たり前というわけです。

帽子・日傘は、直射日光は9割以上カットしてくれますが、紫外線防御効果は半分ほどです。日焼け止めを塗らない場合が3分なら、帽子・日傘を使って6分。ということは、きちんと紫外線対策をしようと思ったら、日焼け止めの塗り直しが必要です。どういう環境にいるのかというのは、自分しかわかりませんから、自分で考えて、塗り直しをするしかありません。

外にいるのか中なのか。部屋の中でも電気を消したら、どれくらい光が入ってきているのか？　外と一口で言っても、山や高原で、標高が高かったら、太陽に近づいた分紫外線は強くなっています。地面に雪があると下からの反射もスゴイです。また、スポーツでなくても日焼け止めは必要です。

また、あなたが過ごす環境によって、軽いものでいいのか、しっかり塗らないといけないのかが、全然違ってくるのです。

汗をかいたり、水に顔を付ける時は、「汗に強い」「ウォータープルーフ」でないなら、塗る意味がないくらい効いていないこともあります。

そもそも、TPOが間違っているのです。汗をかく・水に顔をつける時は、「汗に強い」「ウォータープルーフ」と表示のあるものから選びましょう。

また、海やプールで完全に顔をつけるなら、「ウォータープルーフ」だけではダメで、必ず「耐水テスト」が実施されていて、その表示のあるものを使ってください。

塗り直しのコツは、簡単です。そのまま上からたっぷりと塗り足すだけです。

日焼け止めを塗り直すからと洗顔をする必要は全くなく、むしろ何度も洗顔する方がお肌に悪いです。シンプルに考えてみましょう。夜はいりません。

メイク時の日焼け止めの上手な塗り方

過ごす環境や季節にもよりますが、最低でも1日2回（朝とお昼）は日焼け止めを塗ってください、と私は患者さんに説明しています。季節・環境・肌の状態などによっては、もっと必要だったり、勧めないこともあります。

具体的に説明しましょう。

1 朝塗る時のオススメ方法

朝洗顔の後、まず保湿をして、その後に日焼け止めをたっぷりと塗ってください。ほとんどの方が、ローションやクリームなどの液体状の日焼け止めだと思います。ファンデーションなどの色物が欲しい方は日焼け止めの後に塗ってください。

ファンデは、リキッドやクリームタイプ、パウダリーファンデやフェースパウダーのみといろいろで、質が良ければ何でもいいのですが、ここで粉系を使うと、日焼け止めをたっぷりと塗ったせいでダマになりやすくなりますから、ダマが困るのであれば、粉系はオススメしていません。

2 ファンデーションを塗った場合の日焼け止めの重ね方

しっかりとファンデを塗っても、お昼にはもうなんとなく取れていたり、メイクも崩れていたりしますよね。だから、お昼休みにお化粧直しをする方も多いと思います。

この化粧直しの前に、日焼け止めを塗り足すわけです。ほんとに、そのままファンデの残っている肌に、日焼け止めをのせて片手全体でサッと伸ばして広げるだけです。

朝のファンデの色は多少残っていますから、透明タイプの日焼け止めだけでいいのでは？　と思います。その上からさらに、ファンデーションを塗るのは難しいと思うので。塗り足しで色がほしい場合はBBクリームのほうが簡単かもしれません。

「そんなのできない～！」と思ったあなた！

まずはやってみましょう！　実践あるのみ！　案外、問題なく塗り足しができたりします。最初はうまくいかなくても、やっているうちにうまくできるようになってきます。日焼け止めを足したせいで、肌はベタッとするかもしれませんが、ツヤが出るので、粗が目立ちません。ツヤが粗を隠してくれますから、ファンデーションも塗り直しにはそれほどいらないなと思うようになってきます。

これも朝のメイクの段階で、「粉系」を使ってしまうと、お昼にメイクが取れていても多少の粉は残っています。2回目の日焼け止めを塗る時に、日焼け止めが液体状ですから、残っている粉のせいで、「ダマ」になりやすいことがあります。もちろん「全然大丈夫！」という人は、そのままどうぞ塗り重ねてください。

液体を使うなら、粉は朝から使わない。

粉を使ったのなら、塗り直しも粉でいかないと相性が悪いです。しっかりと紫外線カットをしてくれる粉が売っています。添加物も少ないため、肌への負担は少ないですから、そういうので塗り足してもかまわないのですが、粉の場合、パフにどれだけ取られたのかが見えません。ちゃんと紫外線をカットしてくれているのかが判断しにくいことがあります。ご注意ください。

粉である程度紫外線をカットするのであれば、粉も結構な量が必要ですから、粉っぽくなりますし、かなり白っぽくなると思います。

やってみたけど、やりづらかった場合

塗り足しは、朝一に塗る時のものよりも伸ばしやすいもののほうが塗り足ししやすいと思います。乾燥肌の方は、ゴワゴワして、何を塗っても伸びが悪く感じるかもしれません。摩擦は良くないので、まず日焼け止めをたっぷりと取って両手の平・指の腹全体で伸ばして、その手指で顔を覆うように、手指についた日焼け止めを顔にそっとのせます。絶対に凹むほど押さないように。ムラができたら、両手指でそっとなじませてください。

ただ、これだと、手指についた分が減ってしまいますから、どれだけの量が顔についたのかわかりません。かなりたっぷり取る必要があります。

ごわつく、どれも伸びが悪いという場合は、酸化した皮脂や化粧品がお肌にこびりついていて、塗り足す時に引っかかるのかもしれません。その場合は、乳液やクリームなどの油分をさきにのせて、少しお肌をそっと撫でてなじませてあげます。そうす

ると、酸化した油分などが乳液に溶けてきます。その後、ティッシュオフするのではなく、なじませるついでに余分な乳液を指につけて取ります。その後に、日焼け止めをスーッと伸ばしてみてください。乳液のおかげで油分がつきましたから、伸ばしやすくなったと思います。

3 私自身の方法。日焼け止めやＢＢクリーム＆チーク

私は、日焼け止めの塗り直しが必要な時はほとんど粉は使いません。日焼け止めをベタベタに塗るので、どうしてもダマになってしまいます。

粉を使うのは、夜か、昼間でも窓がない部屋にいるとか塗り直しが必要ない時、できない時です。粉を一度使ったら、その後は粉しかのせないか、ダマになっても白くなっても気にしてません（笑）。

今は、界面活性剤の入っていない日焼け止めをたっぷりと塗った後に、ファンデ代わりにＢＢクリームを足しています。そのベタベタのところに、粉のチークをブラシで、一刷けだけします。あとは、眉毛を書いて終わりです。アイメイクは普段はしていません。

ベタベタのところに粉のチークをブラシでのせても、案外ダマにならないものです。一度お試しください。

塗り直しの時は、色のついていない日焼け止めを、そのまま上から伸ばしてつけているだけです。チークもファンデも足しません。少々白くなっても、気にしていません。ムラになったら、乳液などで溶かして取りますが、ほぼそのまま放置です。

仕事中はあまり紫外線にあたる環境ではありませんが、塗り直す時間がないことも多いので、朝にたっぷりと塗って、塗り直ししなくてもなんとかなるようにしています。

4 アイメイクをしている場合の日焼け止めの塗り直し

アイメイクをがっつりされている方は、油分の入った日焼け止めを目元に塗ると、すぐによれてしまいますね。

はっきり言って、アイメイクと日焼け止めの塗り直しは、非常〜に相性が悪い！

日焼け止めを目の周りに塗り足したら、にじんでしまいますから、アイメイクを一からやり直すつもりでいくか……。

他の方法としては、にじみにくいように、油分の少ない日焼け止めを使う。これだと、目の周りも比較的塗りやすいと思います。

アイラインの際までは日焼け止めを塗り直さなくてもいいですが、まぶた全体は塗っておいたほうがいいです。

まぶただけ、日焼け止めを塗り直さないと、積もり積もって、塗っていないところだけ紫外線で老化するので、シミ・シワが増えることになってしまいます。

アイシャドウやアイラインで、黒～こげ茶などの濃い色がついていれば、紫外線を吸収してくれるので、その部分は日焼け止めの塗り直しはいらないかもしれませんね。

日焼け止めの選び方

夏に買ったアウトドア用の日焼け止めを、1年中使っている方はいませんか？

どんな季節や環境でも1年中使いやすい日焼け止めというのはありますが、日本には四季があるし、お肌はちょっとしたことで変わりますから、状況によって日焼け止めを変えたほうがいいこともあります。

ずっと使っていて、なにか不便なことが出てきたら、「もしかしたら、違う日焼け止めのほうがいいのかもしれない」と他のものをいろいろ試して比べてみてください。いろいろ使ってみると、「合っていなかったんだ」「もっといいのがあったんだ」と新しい発見があったりします。

日焼け止めは質のいいものを使う

値段が高いからいいというわけではありませんが、ある程度の品質のものは、それ相応の値段はします。あまりにも安いものは紫外線防御の品質も心配ですが、かぶれることも多いので、やめておきましょう。

逆に、高すぎるものも、必要のない「高機能成分」（美白とかアンチエイジングとか）が入っていることも多く、高すぎるものも必要ありません。

ご心配な方は、日本人に安全性の高い商品・クリニック専売品をオススメします。

自分の肌に合ったものを使う

どんなに良いものでも、自分に合っているかどうかというのは、全く別の話です。皆さん一人ひとり、過ごす環境も違いますすし、肌質も体質も、なにより塗り心地の好みはとても大きく分かれます。

また、塗ったせいで、「かゆい」「乾燥する」「ぶつぶつができる」「ガサガサになる」「赤くなる」「ひりひりする、痛い、しみる」なども合っていないサインです。別の機会なら合うのかもしれませんが、体が「今は、やめて！」と言っているサインですから、すぐにやめてあげましょう。

1回塗っただけではわからないこともありますから、やはり2週間くらいは塗って様子をみていただきたいものです。

コラム

日焼け止めを塗るには、お肌がある程度は健康でないとダメ

日焼け止めには、保湿の化粧品よりももっとたくさんの添加物が入っています。その添加物によってかぶれたりすることもあるため、皮膚科医・形成外科医の中には少数派ではありますが、「日焼け止めは塗らなくてもいい」と言っている医師もいます。

私も、炎症の真っただ中という患者さんには、日焼け止めを塗ることを一旦中止してもらいます。赤く炎症のある肌に紫外線があたると、黒ずみやすいのですが、だからといって日焼け止めを塗って顔に触る回数が増えたり、日焼け止めに入っている添加物が刺激になり、ますます炎症がひどくなることがあるのです。あまりにひどい場合は、保湿化粧品もやめてもらいます。

もし、お肌が荒れていたり、炎症などの異常がある時は、無理をせず、まずはお肌を落ち着かせることに専念しましょう。状態がよくなってから、日焼け止めを再開すればよいのです。その時期や肌質に合う低刺激の日焼け止めや保湿化粧品を選ぶのに、専門クリニックで診てもらうのもお勧めです。

第4章パート3のポイントまとめ

- 紫外線カットは、お肌の光老化予防に必要だが、日中は明るいところで過ごすようにする
- 帽子や日傘だけでは防ぎきれない
- 紫外線カットに最もよいのは日焼け止めを塗ること
- 1年365日、日焼け止めは必要
- 屋内にいても窓があるなら、日焼け止めは必要
- 環境やTPOに合わせて、日焼け止めの種類や塗り直しの回数を決める
- 質がよく、自分に合った日焼け止めを顔全体にたっぷりと塗る
- お肌がある程度健康でないと、日焼け止めは使えない

おわりに

ここまで全部読んでいただいて、ありがとうございます。いかがでしたか？

今からすぐに始められることばかりでは？　と思っているのですが、どうでしょう？

以前から、患者さんをはじめ、ブログの読者さんなど多くの方々から、ブログ内の知りたい情報を探すのは大変だから本にしてほしいとずっと言われ続けてきました。このたび、やっとまとめることができました！

栄養とスキンケアについて、要点をまとめたつもりですので、ブログよりはかなり読みやすくなったと自負しております。お役に立てたでしょうか？

なるべく一般の方にも手に取りやすく、わかりやすくと書いたつもりではありますが、本当に誤解はないかな、この表現で伝わるかな、と心配になったりもしました。というのも、本という媒体を使って書く以上、私が一人ひとりの方の診察をしてお肌の状態を見て、生活環境や食事など詳しく聞いてアドバイスができるわけではないからです。食事方法もスキンケアも、個人個人に合うかどうかを的確にお伝えしようとするには、どうしても限界があります。医者として、医学的根拠をもとに書いているとはいえ、合わない方ももちろんいらっしゃるでしょう。本来クリニックできちんと診察するのであれば、症状によって、治療方法や食事、スキンケアの指導内容は変わってきますから……。

特に、持病をお持ちの方、薬を飲んでいる方は、必ず主治医にご相談されてから、食事法などをお試しください。

また、糖尿病で血糖降下剤を飲んでいる・インスリンを注射している、膵炎の診断基準を満たしている、肝硬変、長鎖脂肪酸代謝異常症、腎不全があり、医師からタンパク質制限を指導されている場合などは、「肉食美肌」の食事療法はできません。どうしてもしたくても、自己判断は絶対におやめください。命に関わる場合があります。

それはスキンケアも同じで、必要のない化粧品や「お手入れ」をやめることは、おそらくすべての方にいいことだと思いますが、使用する化粧品の合う合わないは必ずあります。

特に、アトピーや炎症性の病変（ニキビや湿疹皮膚炎含む）がある場合は、本書で紹介したスキンケアとは全く違う指導をすることもあります。ケースバイケースです。今現在お肌にトラブルが出ている方は、やはり皮膚科などで肌を診てもらうのが一番いいと思います。

持病などをお持ちでない方も、しばらくやってみてうまくいかなかったら、何かうまくいかない原因があると思います。根本的に合っていないこともありますが、うまくいかなかった場合は、その原因に対処してあげると、次の段階にいけることも多いので、専門クリニックで相談されてみるのもひとつの方法です。

当院のブログ内を検索していただくと、ヒントが見つかることもありますし、当院のFacebookで、本を読まれて疑問に思われたことは質問を受け付けております。可能な限りお答えしますので、よろしければどうぞご利用ください。一人で悩まなくていいんですよ。

ネットはやらないという方は、お手紙をくださったら、よくあるご質問などまとめてブログでお答えするつもりですので、少し頑張ってブログを見ていただけませんか？　ネットもうまく使えば、とても便利ですよ。

先進国で一番動物性タンパク質を食べていない日本のすべての女性が、もっと元気に綺麗になるきっかけに、本書がなれれば幸いです。

そして、私に栄養療法をご教授いただきました、栄養療法の第一人者である溝口徹先生に、この場をお借りして感謝申し上げます。私と大勢の患者さんがどれだけ救われたことでしょう！

最後に、この本の制作に携わってくださった多くの方々のお力がなければ、この本はできませんでした。本当に感謝しております。

そして誰よりも……最後まで読んでくださった読者の方々に、深く御礼を申し上げます。

柴　亜伊子

著者紹介

柴　亜伊子　あいこ皮フ科クリニック院長。皮膚科医。1969年京都府京都市生まれ。奈良県立医科大学医学部卒業。奈良県立医科大学形成外科、皮膚科、美容皮膚科クリニック院長などを務めた後、2010年5月に京都市内にあいこ皮フ科クリニック開業。現在では、体の内側から健康を取り戻す栄養療法を皮膚科の治療を取り入れ、オーソモレキュラー実践医療機関で数少ない特薦クリニックに認定されている。「日本の女性を美しく、元気にすること」をミッションに日夜、女性たちの肌と体調に向き合っている。
本書では、スキンケアやメイク以前に肌にとって大事な栄養を徹底解説。目からウロコが落ちる情報満載の一冊である。
http://www.aiko-hifuka-clinic.com/

きれいな肌《はだ》をつくるなら、
「赤《あか》いお肉《にく》」を食《た》べなさい

2017年4月5日　第1刷

著　者　柴《しば》　亜《あ》　伊《い》　子《こ》
発行者　小澤源太郎

責任編集　株式会社 プライム涌光
電話　編集部　03(3203)2850

発行所　株式会社 青春出版社
東京都新宿区若松町12番1号 〒162-0056
振替番号　00190-7-98602
電話　営業部　03(3207)1916

印　刷　共同印刷　　製　本　大口製本

万一、落丁、乱丁がありました節は、お取りかえします。
ISBN978-4-413-23038-4 C0077